MÉMOIRE

SUR LE TRAITEMENT ET LA GUÉRISON

DE

L'ANÉVRYSME RHUMATISMAL

DU COEUR

(ENDOCARDITE RHUMATISMALE CHRONIQUE)

SOUS L'INFLUENCE DE L'USAGE DES EAUX THERMALES

DE BAGNOLS

(LOZÈRE)

PAR LE Dr J. DUFRESSE DE CHASSAIGNE

INSPECTEUR

Lauréat de l'Académie Impériale de médecine en 1852, 1855 et 1856 ; Membre correspondant de la Société de Médecine du 1er arrondissement, de la Société d'Hydrologie médicale de Paris et de plusieurs Sociétés savantes

TROISIÈME ÉDITION

ANGOULÊME

ARDANT JEUNE, IMPRIMEUR, PLACE MARENGO, 33

1859

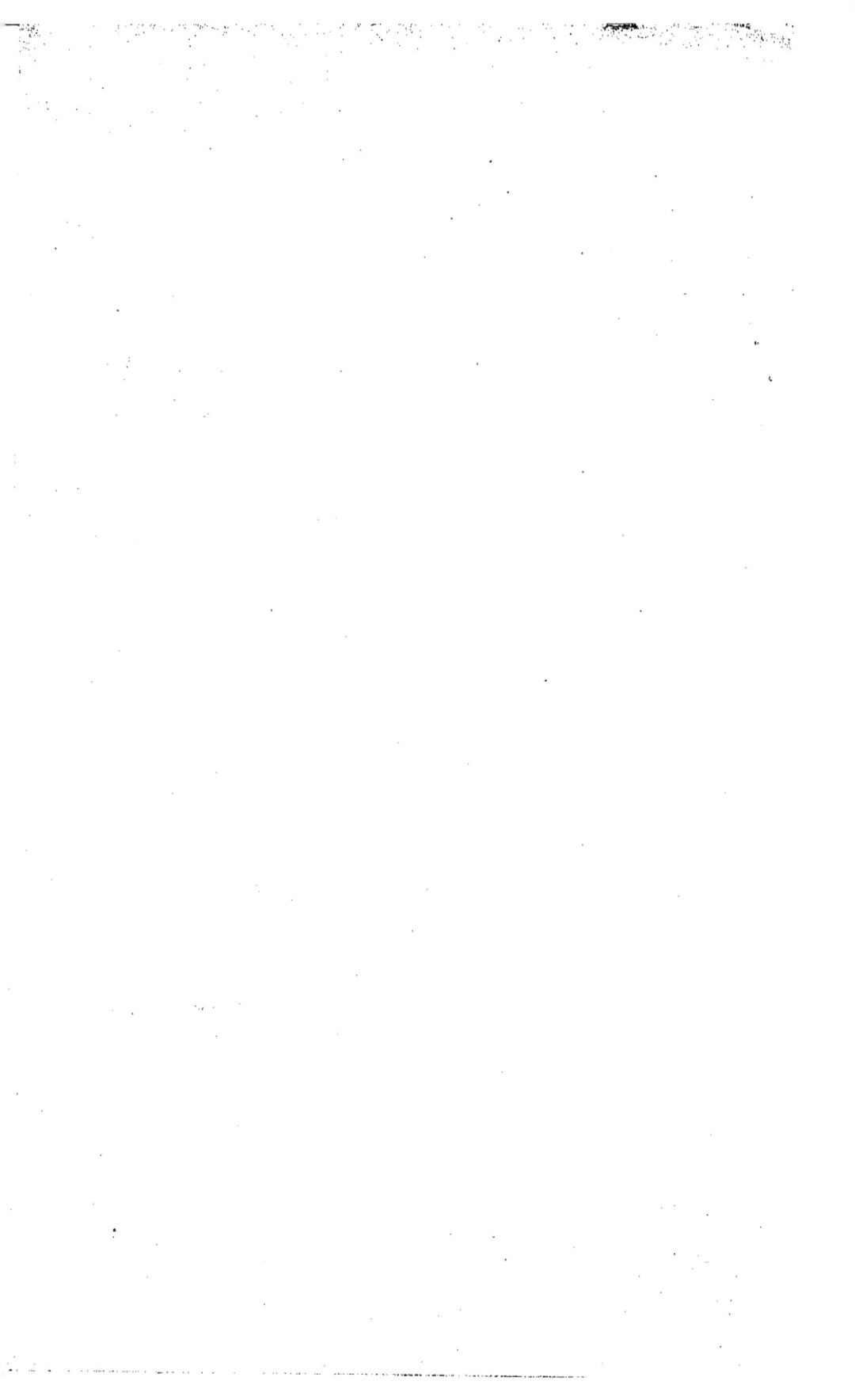

MÉMOIRE

SUR LE TRAITEMENT ET LA GUÉRISON

DE

L'ANÉVRYSME RHUMATISMAL

DU COEUR

(ENDOCARDITE RHUMATISMALE CHRONIQUE)

SOUS L'INFLUENCE DE L'USAGE DES EAUX THERMALES

DE BAGNOLS

(LOZÈRE)

PAR LE Dr DUFRESSE DE CHASSAIGNE

INSPECTEUR

Lauréat de l'Académie Impériale de médecine en 1852, 1855 et 1856 ; Membre
correspondant de la Société de Médecine du 1er arrondissement , de la Société
d'Hydrologie médicale de Paris et de plusieurs Sociétés savantes

———— ⬥ ————

ANGOULÊME

ARDANT JEUNE, IMPRIMEUR-ÉDITEUR.

Place Marengo , 33

1859

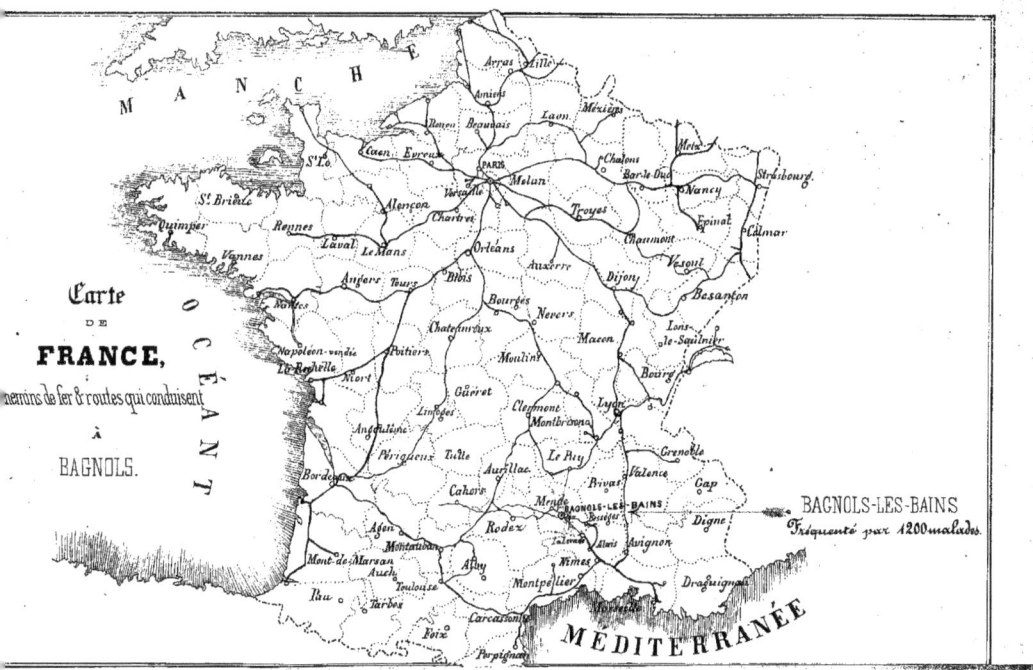

Carte
DE
FRANCE,
chemins de fer & routes qui conduisent
à
BAGNOLS.

MANCHE

OCÉAN

MÉDITERRANÉE

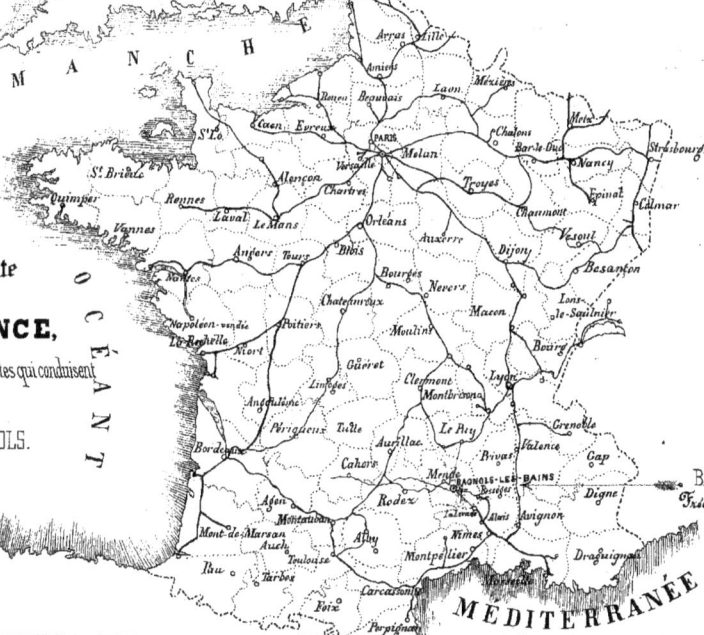

Arras · Lille
Amiens
Laon · Mézières
Rouen · Beauvais
Caen · Evreux · Chalons · Metz
S.t Lo · PARIS · Bar-le-Duc · Nancy · Strasbourg
St Brieuc · Versailles · Melun
Quimper · Alençon · Chartres · Troyes · Epinal · Colmar
Rennes · Laval · Le Mans · Orleans · Chaumont · Vesoul
Vannes · Angers · Tours · Blois · Auxerre · Dijon · Besançon
Nantes · Bourges · Nevers · Lons-le-Saulnier
Napoléon-vendée · Poitiers · Chateauroux · Macon · Bourg
La Rochelle · Niort · Moulins
Guéret · Clermont · Lyon
Angouleme · Limoges · Montbrison · Grenoble
Perigueux · Tulle · Aurillac · Le Puy · Privas · Valence
Bordeaux · Cahors · Mende · Gap
Agen · Rodez · Bagnols-les-Bains · Digne
Montauban · Alais · Avignon
Mont-de-Marsan · Auch · Albi · Nîmes · Draguignan
Pau · Toulouse · Montpellier
Tarbes · Carcassonne
Foix
Perpignan

BAGNOLS-LES-BAINS
Fréquenté par 1200 malades.

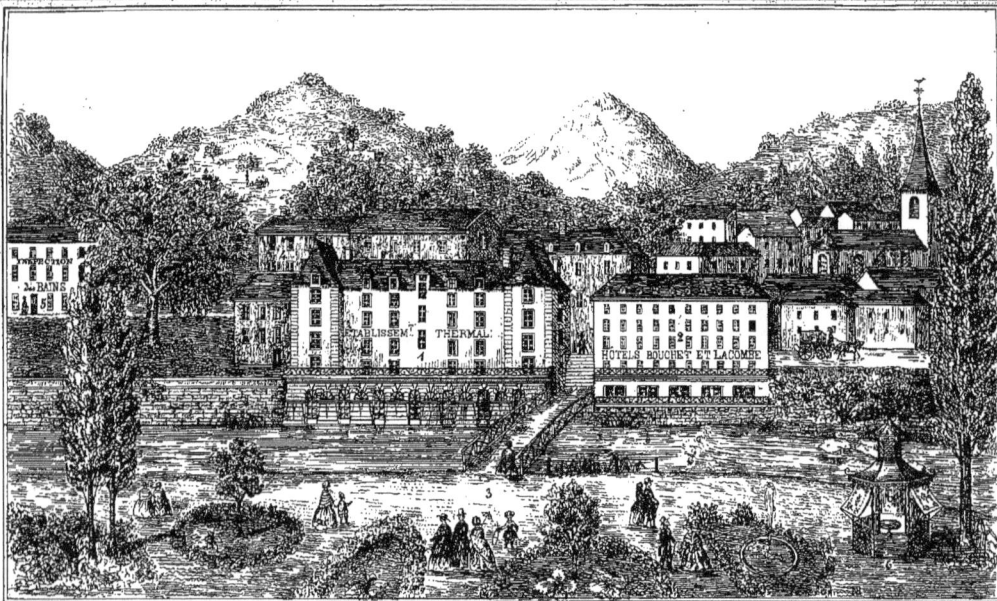

VUE DE L'ÉTABLISSEMENT DE BAGNOLS-LES-BAINS (LOZÈRE)

Eaux thermales hydro-sulfureuses, (41 dégré C.^{des}).

1. G.^d Hôtel des Bains.
2. G.^{ds} Hôtels Lacombe et Bouchet.
3. " Hôtel du midi.
4. Hôtel Bégou.
5. Inspection des Bains.
6. Café.

Lith. Parlet, Aufenlême.

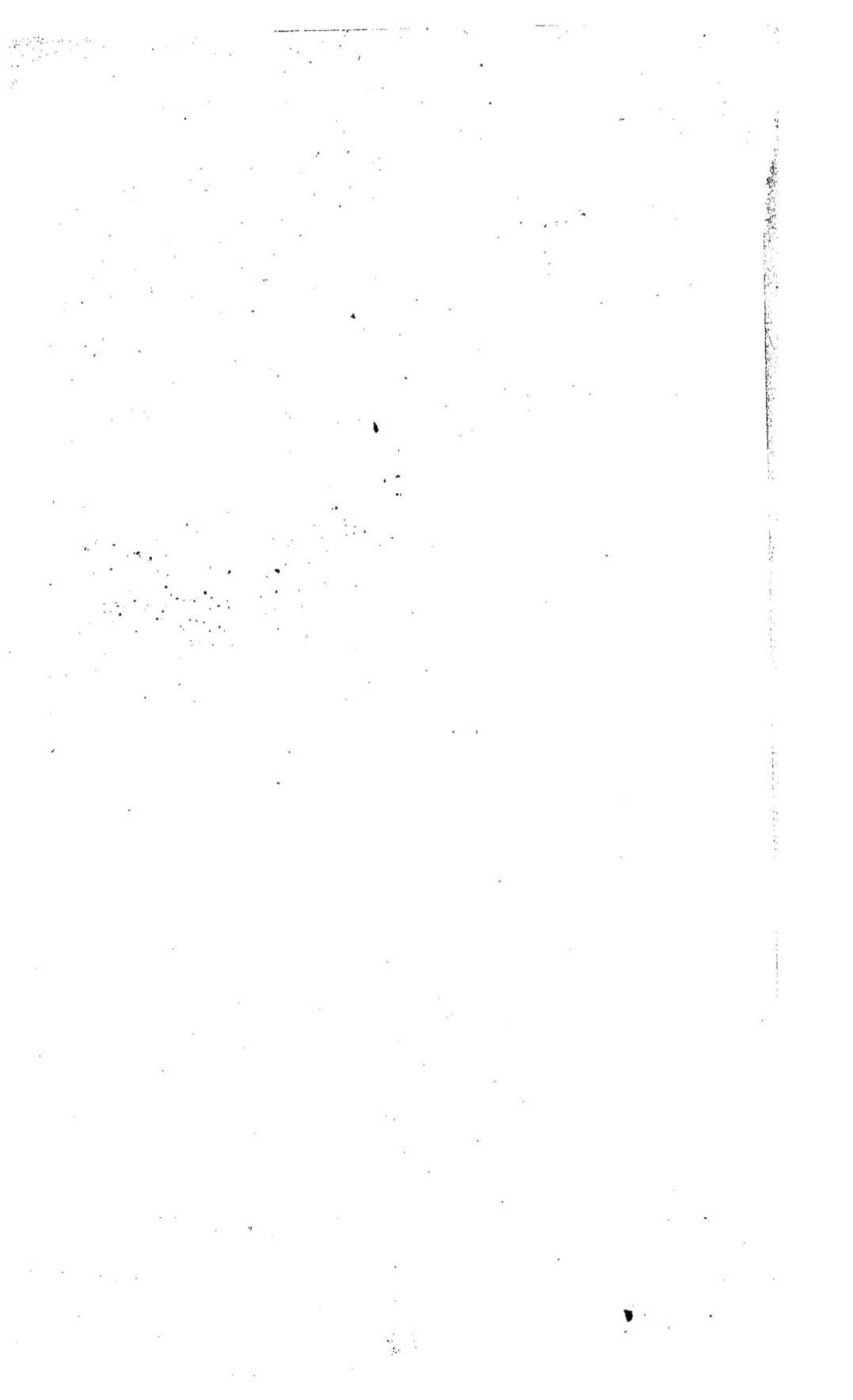

TABLE DES MATIÈRES.

N.

O

Œ

P

R

S

T

MÉMOIRE

SUR

LE TRAITEMENT ET LA GUÉRISON

DE

L'ANÉVRYSME RHUMATISMAL

DU COEUR

(ENDOCARDITE RHUMATISMALE CHRONIQUE)

PAR LES EAUX THERMALES DE BAGNOLS

— LOZÈRE —

INTRODUCTION.

Cette nouvelle édition des mémoires que j'ai publiés en 1856 et 1857, sur les guérisons obtenues aux eaux thermales de Bagnols, dans l'anévrysme rhumatismal du cœur (endocardite rhumatismale chronique), est entièrement refondue, beaucoup augmentée et enrichie de plusieurs observations qui lui donnent un grand intérêt, en ce sens que j'y traite une question encore nouvelle pour la plupart des médecins, et toujours pleine d'actualité. En lisant les faits dont je donne la description on verra que j'ai contribué à doter la thérapeutique d'une médication puissante et sûre, contre une affection téllement grave qu'elle est le plus souvent au-dessus des ressources de la médecine.

Ce nouveau travail est divisé en 5 articles. Dans le premier, je donne la définition exacte de ce qu'on doit entendre par *Anévrysme rhumatismal*, et je faits l'histoire de la question.

Le deuxième contient une description succincte de la circulation du sang dans le cœur, et j'y rappelle la théorie de ses bruits, parce qu'il est indispensable de l'avoir présente à la mémoire, pour pouvoir bien préciser le siége des lésions organiques que le rhumatisme laisse sur sa membrane interne.

Dans le troisième, j'établis le diagnostic de ces lésions d'une manière exacte quelque soit leur siége.

Dans le quatrième, je précise les cas dans lesquels les eaux de Bagnols peuvent être appliquées avec succès et ceux dans lesquels on doit s'en abstenir, leur mode d'administration, la durée du traitement, leur action immédiate et leur action consécutive ; j'indique la substance contenue dans les eaux que je crois être l'agent de la guérison et la manière dont il agit.

Dans le cinquième enfin, je donne la description d'un grand nombre d'observations d'anévrysmes rhumatismaux arrivés à des degrés divers, mais tous bien déterminés, et j'indique les résultats avantageux donnés dans tous ces cas par l'usage bien entendu des eaux thermales de Bagnols.

ARTICLE PREMIER.

HISTORIQUE.

L'endocardite, phlegmasie de la membrane qui ta-
pisse les cavités du cœur, peut être purement inflam-
matoire, sans rien présenter de spécifique, mais aussi
elle coïncide fréquemment avec toutes les espèces de
rhumatismes et particulièrement avec le rhumatisme
articulaire aigu ; c'est aujourd'hui un fait acquis à
la science. Si l'endocardite rhumatismale se termine
assez souvent par résolution, souvent aussi, et beaucoup plus souvent qu'on ne le pense, elle laisse à sa
suite des lésions organiques diverses, telles que l'induration des valvules cardiaques avec ou sans dépôts
crétacés, leur adhérence, leur insuffisance, un
rétrécissement plus ou moins fort des orifices,
avec une dilatation souvent considérable des cavités,

avec amincissement plus ou moins grand de leurs parois ; en un mot, la plupart des états morbides qu'on a désignés vaguement sous le nom d'anévrysme. Eh bien ! ces lésions, une fois développées, persistent et s'aggravent de plus en plus ; « elles se jouent, » suivant l'heureuse expression du professeur Bouil- » laud, si compétent dans cette matière, de tous les » moyens de l'art et conduisent à une mort inévi- » table, au milieu des angoisses d'une éternelle dys- » pnée, les malheureux qui en sont affectés (*). » *Hæret lateri lethalis arundo.*

Quand le savant professeur de l'école de Paris, qui a fait toute sa vie une étude si profonde de ces maladies, et s'est illustré par l'immortelle découverte de la coïncidence de l'endocardite avec le rhuma- tisme, a prononcé une sentence si terrible, de quel effroi ne devront pas être saisis ceux qui apprendront qu'ils sont atteints d'une de ces lésions organiques *contre lesquelles viennent échouer tous les moyens qui sont à la disposition de la médecine ordinaire ?* Fau- dra-t-il donc qu'ils se résignent à traîner une misé- rable existence empoisonnée par des souffrances per- pétuelles qui, loin de cesser, ne feront que s'accroître jusqu'au dernier moment ? Faudra-t-il qu'ils renon- cent aux joies de la jeunesse, à toutes les émotions et à toutes les illusions de la vie ordinaire, de cette vie en un mot qui coïncide avec la santé ? Oh non ! non ! qu'ils se rassurent, ils pourront recouvrer la

(*) Clinique Médicale, T. 3, p. 109.

force, la vigueur et redevenir ce qu'ils étaient avant l'invasion du mal, car ce qui paraissait vrai hier ne l'est plus aujourd'hui.

L'esprit humain est ainsi fait, nous ne connaissons le tout de rien, et chaque jour amène de nouvelles découvertes qui nous permettent de rectifier nos jugements de la veille, et de prévoir qu'un jour viendra où le cancer rongeur et la phtisie pulmonaire qui moissonne à elle seule le sixième du genre humain, ne seront plus rangés parmi les maladies incurables.

C'est par les eaux minérales que certaines lésions organiques, qui succèdent à l'endocardite, peuvent disparaître.

Depuis 1849 que je m'occupe avec persévérance de cette question, j'ai étudié et réuni un nombre de faits assez considérables qui ne laissent aucun doute dans mon esprit et dans celui des médecins qui m'ont adressé des malades atteints d'affections organiques du cœur, sur l'action bienfaisante et curative des eaux minérales de Bagnols, par exemple, dans ces lésions.

Au surplus, je ne suis pas le seul qui aie observé de pareils faits, et les sources de Bagnols ne sont pas non plus les seules propres à la cure de ces maladies; ainsi, sans nous connaître et sans jamais avoir eu ensemble de relations directes ou indirectes, M. Vernières, alors inspecteur aux sources de Saint-Nectaire, dans le Puy-de-Dôme, et moi, avons publié des faits analogues. Bien avant nous, Bertrand père avait observé au Mont-d'Or des cas de guérison de maladies du cœur, qu'il a consignés dans son ouvrage sur ces eaux (*), mais les lésions n'y sont ni spécifiées ni caractérisées. Charles Petit a bien dit quelque part que les eaux de Vichy étaient hyposténisantes et ralentissaient la circulation; mon honorable et excellent collègue, M. V. Gerdy, a bien fait à Uriage des observations analogues à celles de Petit, mais tout cela est vague, indéterminé et bien loin de la précision, du développement et de l'interprétation que j'ai donnés aux faits observés et publiés par moi.

D'ailleurs, depuis 1855, il s'est passé trois saisons, 1856, 1857 et 1858, pendant lesquelles j'ai pu revoir un certain nombre de malades traités en 1855, 1856 et 1857, et constater leur état ; eh bien ! ces nouvelles observations sont venues confirmer et corroborer les premières.

Aujourd'hui donc, il n'y a plus de doute; quelques eaux minérales jouissent de la propriété de guérir certaines maladies du cœur incurables par la médecine ordinaire. Pendant que j'étais inspecteur à Chaudes-Aigues, j'ai recueilli plusieurs faits, entre autres celui d'un savant et vénérable ecclésiastique de Saint-Flour, aujourd'hui l'un des évêques les plus distingués de France, et j'en ai inséré huit dans mon grand travail sur ces eaux, déposé à l'Académie impériale de médecine en 1851, et que cette célèbre compagnie a couronné en 1852. Ayant remarqué que, dans son rapport sur le service médical des établissements thermaux pour les années 1849 et 1850, paru seu-

---

(*) Recherches sur les eaux du Mont-d'Or (Clermont, 1823, p. 322 et suivantes.

lement en 1851, le savant docteur Patissier, chargé depuis longtemps de ces rapports, à l'article *Chaudes-Aigues*, les avait complètement passés sous silence ; je lui en fis part, et au mois d'avril 1854, je lui remis un mémoire détaillé contenant huit observations et intitulé : *Mémoire sur le traitement et la guérison de l'Endocardite rhumatismale chronique par les eaux thermales de Chaudes-Aigues.*

Dans le rapport fait à l'Académie par ce célèbre médecin sur mon mémoire et sur un autre portant à peu près le même titre, par M. Vernières, mémoires qui ont été couronnés par l'Académie, M. le rapporteur s'exprimait ainsi :

« Des faits exposés dans ces deux mémoires, con-
» cluons qu'il est évident que les eaux thermales
» de Chaudes-Aigues et de Saint-Nectaire, générale-
» ment efficaces contre les rhumatismes chroniques,
» se montrent également appropriées à la curation
» de l'endocardite chronique, lorsque cette lésion est
» un des effets de la diathèse rhumatismale ; ce ré-
» sultat thérapeutique n'a rien qui doive surprendre :
» en effet, lorsque des manifestations pathologiques
» sont de même nature, leur médication ne doit pas
» différer pour le dedans ou le dehors, pour les
» organes profonds ou les organes superficiels. Mais
» toutes les eaux minérales, réputées souveraines
» contre le rhumatisme, conviennent-elles également
» bien dans les cas d'endocardite chronique ? C'est
» un point de thérapeutique que je présente à l'étude
» et à l'expérimentation des médecins attachés aux
» différents établissements thermaux. »

Depuis cet appel, je n'ai eu connaissance d'aucun travail dirigé dans ce sens. Quant à moi, je n'ai cessé de m'occuper de ce sujet qui intéresse l'humanité à un si haut degré. J'ai consacré un chapitre entier de mon livre intitulé : *Guide des malades aux eaux de Bagnols, suivi de recherches*, etc., imprimé en mai 1856, à l'étude de cette grave question, et pendant les années 1856, 1857 et 1858, j'ai complété plusieurs observations et j'en ai recueilli de nouvelles qui sont venues corroborer celles que j'ai fait insérer dans le Guide. Dès 1857 j'avais adressé à l'Académie de médecine une partie de ce travail auquel j'ai ajouté un supplément au mois de janvier 1858. Mais quelqu'importance que j'attache au jugement de ce corps savant, qui m'a déjà témoigné tant de bienveillance, aujourd'hui que ces observations sont assez nombreuses et assez anciennes pour avoir reçu la consécration du temps, je n'ai pas cru devoir différer plus longtemps de livrer ce nouveau mémoire à la publicité, principalement dans l'intérêt des malades.

J'ai déjà dit que plusieurs eaux minérales jouissaient de la propriété de guérir l'endocardite rhumatismale chronique, telles sont celles de St-Nectaire, de Chaudes-Aigues, et surtout celles de Bagnols (Lozère) sur lesquelles ont plus particulièrement porté mes études.

Les eaux du Mont-d'Or me paraissent posséder des propriétés analogues mais à un degré moins élevé, si j'en juge par quelques observations que j'ai trouvées insérées dans l'ouvrage du docteur Bertrand père, sur ces eaux (*).

Voici un extrait de ces observations :

PREMIÈRE OBSERVATION. — M. N..., 27 ans, blond, pâle, yeux bleus, lymphatico-nerveux, taille élancée, était sujet depuis plusieurs années à des récidives de douleurs rhumatismales musculaires vagues qui le faisaient beaucoup souffrir. Affecté antérieurement d'hémorroïdes fluentes : depuis sept mois, embarras dans le côté gauche de la poitrine, essoufflement facile, petite toux sèche. *Battements de cœur* constamment beaucoup plus forts et plus fréquents que dans l'état naturel, visibles à travers ses vêtements et augmentant beaucoup en marchant vite ou en montant un escalier. Les douleurs rhumatismales avaient disparu depuis ce nouvel état.

Le repos, l'éloignement de tout ce qui pouvait occasionner des émotions, un régime sévère, des saignées générales et l'application de sangsues à la marge de l'anus, des boissons adoucissantes ou antispasmodiques, n'avaient apporté aucun soulagement.

M. N.... arriva au Mont-d'Or en 1812 en cet état ; il ne pouvait se tenir couché horizontalement, il fallait que sa tête fut très-élevée, les battements du cœur même après un long repos étaient comme je l'ai déjà dit ; d'ailleurs il avait bon appétit et bon sommeil.

Il but les eaux à faible dose, prit des pédiluves et des demi-bains, dans le but de rappeler les hémorroïdes et de produire une révulsion favorable, elles ne reparurent point ; mais peu de temps après avoir quitté les eaux, et sans autre phénomène critique apparent que celui de *l'augmentation de la transpiration* durant le traitement, les battements du cœur diminuèrent sensiblement et finirent par revenir à leur état naturel.

(*) Ouvrage cité p. 323, 2e édition.

L'hiver suivant, M. N.... éprouva de nouveau quelques douleurs rhumatismales mais peu intenses , il revint au Mont-d'Or en 1813 , et y fut traité de la même manière que l'année précédente. Depuis lors jusqu'en 1823, époque à laquelle Bertrand publia son livre, les mouvements du cœur ont été réguliers.

DEUXIÈME OBSERVATION. — M. V..., militaire retraité, âgé de 36 ans, bilieux et nerveux, brun, figure peu colorée, petit et bien fait, vint au Mont-d'Or en 1820 pour guérir une névralgie fémoro-tibiale qui le faisait cruellement souffrir.

Pouls irrégulier et battements du cœur plus étendus, plus forts et plus fréquents que dans l'état naturel; ce désordre de la circulation datait de près d'un an, il augmentait surtout lorsque le temps se mettait à l'orage. Le malade respirait avec peine, s'essoufflait très-facilement , il dormait très-peu et encore fallait-il qu'il se tint assis plutôt que couché dans son lit. Eblouissement lorsqu'il se baissait, et ordinairement douleur obtuse à l'épigastre. M. V... avait fait beaucoup de traitements sans succès; ainsi, il avait pris longtemps des préparations de digitale et appliqué des sangsues sur la région du cœur et à l'anus , à diverses reprises. Ces remèdes avaient plutôt augmenté que diminué cette affection qu'il regardait comme incurable , aussi n'était-il venu que pour sa sciatique qui le mettait souvent dans l'impossibilité de faire un pas.

Je lui prescrivis des demi-bains , des pédiluves et l'eau en boisson à petite dose. Sous l'influence de ce traitement, il survint des sueurs générales et abondantes.

Le 8e jour, la névralgie très-faible à l'arrivée de M. V..., augmenta et se calma vers le 12e, l'état du cœur me parut sensiblement amélioré pendant l'exaspération des douleurs névralgiques , et je présume qu'il en avait été de même dans les autres attaques. Après 20 jours de traitement , M. V...

partit dans un état de santé beaucoup plus satisfaisant. En
1821 il revint aux eaux ; pendant les trois mois qui suivirent
son départ il continua à transpirer beaucoup et se trouva alors
complètement débarrassé de ses battements de cœur et de ses
douleurs. Il y avait donc neuf mois qu'il ne souffrait plus; il
suivit le même traitement que l'année précédente, *sua beaucoup de tout le corps*, ne ressentit ni palpitations, ni douleurs névralgiques et partit très-content de son état. Il n'est
pas revenu en 1822, ce qui me fait croire à l'entier rétablissement de sa santé.

TROISIÈME OBSERVATION. — Un homme des environs du
Mont-d'Or, 29 ans, constitution vigoureuse, sanguin, vint à
l'établissement en 1811 pour une affection de poitrine, il
s'enrhumait facilement, il toussait souvent, éprouvait une gêne constante dans le côté gauche de la poitrine et avait habi-
tuellement de la difficulté à respirer, difficulté beaucoup plus
grande quand le temps était froid et humide.

En examinant sa poitrine, je reconnus que les battements du
cœur étaient très-étendus, tumultueux, désordonnés et qu'ils
soulevaient la région précordiale et l'épigastre. Je revis le malade à plusieurs reprises dans son lit et trouvai le cœur dans
le même état. Le pouls était beaucoup moins irrégulier que les
mouvements du cœur. Aucune partie du corps n'était œdema-
tiée.

Antérieurement à cet état, il avait éprouvé des douleurs
rhumatismales dont il se disait guéri. Je lui conseillai les eaux
à faible dose, des bains de pieds et des demi-bains. Ce ne fut
pas sans peine que je pus obtenir qu'il ne prit ni des bains entiers, ni des douches sur la poitrine, moyen dont il attendait
sa guérison.

Au bout de huit jours, il partit sans soulagement. Mais
l'année suivante, il revint pour être traité d'un gonflement
au genou gauche qui le faisait boiter et l'obligeait à marcher

avec un bâton. Alors la respiration était très-libre et les mouvements du cœur dans l'état naturel.

Je lui fis différentes questions sur ce qu'il avait éprouvé depuis que je l'avais vu ; il me dit que l'année précédente, son état étant toujours le même, il était revenu au Mont-d'Or vers les premiers jours d'octobre, qu'il y avait pris une dizaine de bains entiers dans le grand bain, à 44° centig. ce qui l'avait beaucoup affaibli, qu'il avait eu des sueurs abondantes, qu'une vingtaine de jours après ce traitement il s'était trouvé beaucoup mieux et n'avait pas tardé à se rétablir tout-à-fait, qu'il avait passé un très-bon hiver et ne s'était plus ressenti de son affection du cœur ; il reprit des bains et guérit du gonflement qu'il portait au genou.

« J'ai vu bien souvent, dit Bertrand, des personnes venues
» au Mont-d'Or pour y être traitées d'affections chroniques du
» poumon, atteintes en même temps de maladies du cœur ou
» présentant tous les signes de cette dernière maladie. Des
» états semblables s'enveloppent toujours d'une grande obscu-
» rité. L'affection du cœur est-elle essentielle ou symptômati-
» que ? et dans le premier cas, est-elle cause ou complication
» de la maladie du poumon ? Dans ces états douteux, cons-
» tamment j'ai déconseillé les bains entiers, je n'ai permis ceux-
» ci que lorsque la figure ne présentait pas de coloration vei-
» neuse, qu'elle était également éloignée d'une grande pâleur
» et d'une rougeur très-prononcée, et que les antécédents de
» la maladie me portaient à soupçonner qu'au lieu d'une al-
» tération organique, il pouvait bien n'y avoir qu'excitation
» du cœur par rétrocession d'un stimulus morbide. »

Les réflexions de Bertrand se ressentent évidemment du vague qui régnait dans la science à cette époque, et disons-le franchement, de l'ignorance dans laquelle nous étions sur les divers états morbides du cœur, qu'on englobait sous le nom général d'ané-vrysme.

Quoiqu'il en soit, ces trois faits sont très-remar-quables, ce sont très-probablement des cas d'endo-cardite rhumatismale chronique dans lesquels il y avait rétrécissement d'un orifice avec dilatation de la cavité qui précède le rétrécissement.

Il est vrai que les signes stethoscopiques manquent, mais si l'on veut bien se reporter à l'époque où ces observations ont été recueillies, on cessera d'en être étonné, car alors ils n'avaient pas encore été appli-qués au diagnostic des maladies du cœur.

Mais l'histoire de toute chose est ainsi faite, elle se compose toujours de faits primordiaux incomplets. Ces faits restent épars çà et là, et ne peuvent être utilisés jusqu'à ce que des moyens d'investigation plus étendus permettent de recueillir des faits de même nature de plus en plus complets et assez nom-breux pour les réunir en corps de doctrine.

Aussi voit-on, en lisant les observations de Ber-trand, qu'il a été surpris par un résultat auquel il ne s'attendait pas, parce qu'il traitait une autre maladie que celle du cœur, qui n'était pour lui qu'une com-plication embarrassante, nécessitant une modification dans le traitement ; il invoque bien la rétrocession d'un stimulus morbide, d'un principe goutteux et rhumatismal, un état nerveux, mais il n'ose admet-tre une lésion organique, il s'en défend même, com-me si le vice rhumatismal ne pouvait aussi bien laisser une lésion sur le cœur que sur les articula-tions. Du reste, je comprends très-bien l'hésitation du docteur Bertrand, M. Bouillaud n'avait encore ni découvert, ni posé son admirable loi de la coïncidence du rhumatisme avec l'endocardite, et ces faits faciles à expliquer aujourd'hui, ne pouvaient l'être alors d'une manière satisfaisante pour un esprit aussi sévère que celui de Bertrand, et ce qui prouve du reste le peu d'importance qu'il avait attaché à ces guérisons, obtenues pour ainsi dire par hasard, et dont il ne pouvait se rendre un compte satisfaisant, c'est qu'il n'en a pas reparlé dans ses rapports annuels à l'Académie depuis 1823, année dans laquelle il a publié son ouvrage.

Moi-même, lorsque j'ai observé le fait pour la première fois, comme je ne connaissais point ces observations, j'ai été aussi surpris que mon vénérable collègue.

C'était en 1849, j'étais alors inspecteur à Chaudes-Aigues, « un jeune homme d'une vingtaine d'an-
» nées, conducteur de voitures, était venu prendre
» les eaux pour guérir des raideurs laissées par un
» rhumatisme articulaire aigu dont il avait été at-
» teint quelques mois auparavant. Ayant trouvé un
» pouls irrégulier et intermittent, un volume plus
» considérable du cœur qu'à l'état ordinaire, et des
» battements, non-seulement irréguliers et tumul-
» tueux, mais encore séparés par un bruit de frot-
» tement très-marqué que je notai ainsi : *tic-fre-*
» *tac,* ce qui indiquait un rétrécissement de l'ori-
» fice aortique et une dilatation du ventricule gau-
» che, je ne lui conseillai point l'usage des eaux;
» cependant, comme il désirait utiliser son voyage,

» je l'engageai à en user avec modération et lui pres-
» crivis en conséquence des demi-bains à 32 ou 33
» degrés centig., des pédiluves et de l'eau en bois-
» son; mais au lieu de suivre ce traitement il prit,
» comme bien d'autres, des bains entiers à 38 ou
» 40 degrés centig., des douches à la même tempé-
» ture et des étuves; il en fut très-vivement impres-
» sionné, il eut des menaces de suffocation, mais
» enfin, il les supporta, transpira beaucoup et en
» 15 jours se trouva très-soulagé, non-seulement de
» ses raideurs mais encore de son affection de cœur
» et de ses suites; il vint me faire part du résultat,
» ne me laissant point ignorer qu'il avait pris les
» eaux sous toutes les formes. Ce jeune homme pou-
» vait alors faire de longues courses, monter et
» courir sans être essoufflé à beaucoup près comme
» auparavant. Il n'y avait presque plus d'intermit-
» tence dans le pouls, les battements du cœur
» étaient presque réguliers et séparés seulement
» par un léger frôlement. Trois mois après, lors-
» que je le revis en passant à Murat, il n'avait plus
» rien de son ancienne maladie. »

Je ne me contentai point d'enregistrer le fait; il
me revenait sans cesse à la mémoire. Ce qui me
surprenait le plus, c'était la diminution rapide du
volume du cœur, que je ne pouvais m'expliquer. Je
me promis bien de ne pas laisser échapper les occasions qui se présenteraient de m'éclairer à ce sujet.
Au fait, me disais-je, les douleurs rhumastimales,
les rhumatismes articulaires et quelques *lésions organiques* qui les accompagnent, guérissent bien aux

eaux, pourquoi l'endocardite rhumatismale, qui résulte de la même cause, et quelques-unes des lésions qu'elle laisse sur la membrane interne du cœur, ne guériraient-elles pas aussi? Le bruit de frottement, qu'on observe souvent, ne peut être déterminé que par l'endurcissement des valvuves et le rétrécissement des orifices cardiaques; la dilatation de ses cavités et leur augmentation de volume ne sont pas toujours des lésions organiques réelles, mais apparentes; elles sont occasionnées par les rétrécissements des orifices qui ne peuvent être traversés par le sang sans que les cavités qui le contiennent se contractent avec plus de force et perdent, au bout d'un certain temps, une partie de leur ressort. La preuve, c'est que, lorsque le rétrécissement a disparu, la cavité dilatée revient sur elle-même et reprend à peu près son volume et son élasticité ordinaire.

Eh bien! ces occasions n'ont pas été rares, surtout à des thermes où le tiers au moins des malades est atteint de rhumatismes chroniques, et des faits nombreux sont venus sanctionner le raisonnement et la théorie.

Ce sont ces faits que je vais faire passer sous les yeux du lecteur dans les articles suivants.

ARTICLE DEUXIÈME.

DIAGNOSTIC DE L'ENDOCARDITE CHRONIQUE.

Arrêtons-nous quelques instants sur le diagnostic de l'endocardite chronique. Le diagnostic de la maladie et de son étiologie sont d'autant plus nécessaires, que si par cas on venait à prendre un véritable anévrysme pour une endocardite rhumatismale, l'usage de l'eau minérale en bains chauds ou en étuves, pourrait être beaucoup plus nuisible qu'utile et même amener la mort des malades sur place. — De l'aveu des auteurs, il est quelquefois très-difficile à faire, cependant, j'indiquerai plus loin un signe que m'a enseigné la pratique, et qui pourra être d'une grande utilité pour l'établir dans les cas douteux.

§ I.

Avant de passer outre, et pour faciliter l'intelligence de mon sujet, je prendrai la liberté de rappeler brièvement à mes lecteurs la théorie généralement admise des mouvements et des bruits du cœur, et la cause ou les causes auxqu'elles la plupart des physiologistes modernes attribuent les bruits qu'on perçoit pendant ces mouvements.

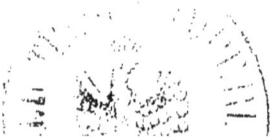

2

A. — *Théorie des mouvements du cœur.*

En prenant les choses au début et en supposant que le cœur soit vide, voilà la marche que suit le cours du sang dans cet organe :

Les veines caves supérieure et inférieure versent le sang veineux dans l'oreillette droite, lorsqu'elle est pleine, elle se contracte et chasse le sang qu'elle contient dans le ventricule droit qui se distend ; lorsqu'il est suffisamment dilaté, il se contracte à son tour et le pousse dans l'artère pulmonaire et les poumons, où il est pris par les veines pulmonaires qui le versent dans l'oreillette gauche ; celle-ci se dilate pour le recevoir, puis elle se contracte pour le projeter dans le ventricule correspondant qui le chasse lui-même dans l'aorte, d'où ses contractions le poussent dans toutes les parties du corps. Les valvules tricuspide et mitrale, placées aux orifices auriculo-ventriculaires, de même que les valvules sygmoïdes, situées aux orifices des artères aorte et pulmonaire, ne mettent dans l'état naturel aucun obstacle à l'entrée du sang dans les ventricules et les artères citées ; mais elles sont disposées de manière à empêcher en grande partie son retour dans les oreillettes et les ventricules en fermant les ouvertures de communication comme des soupapes.

Une fois la circulation établie, les mouvements cardiaques n'ont plus lieu séparément, et ne se succèdent pas comme dans l'analyse que je viens d'en donner : l'action séparée et successive des 4 cavités du cœur n'est supposée que pour rendre plus intelligible le mécanisme de la circulation du sang à travers cet organe.

Dans l'état naturel, les mouvements du cœur ont lieu par paires ; ainsi, premièrement les deux oreillettes se contractent ou se dilatent en même temps, puis les deux ventricules se contractent et se dilatent aussi simultanément. Mais, lorsque les oreillettes se contractent, les ventricules se dilatent, et *vice versa*. Ainsi la systole des oreillettes correspond à la diastole des ventricules et réciproquement.

B. — *Bruits normaux du cœur.*

Les contractions des cavités du cœur s'accompagnent de bruits spéciaux séparés par des intervalles de repos bien distincts.

Laennec le premier a reconnu, qu'en appliquant l'oreille sur la région précordiale d'une personne dans l'état sain, on distinguait d'abord un bruit sourd et lent accompagné d'un choc assez fort contre les parois antérieures de la poitrine, ensuite un second bruit plus éclatant et plus court, puis un repos bien marqué après lequel les bruits sus-indiqués se répètent dans le même ordre.

Marc-d'Espine (*) reconnut de plus que Laennec l'existence d'un repos court, mais bien distinct, entre les deux bruits du cœur. Depuis lors, on a généralement reconnu l'exactitude de cette opinion, de sorte qu'en représentant par des lignes de grandeur différente ces deux repos, nous pourrons ainsi noter les bruits du cœur à l'état normal : *tic-tac,—tic-tac*, et ainsi de suite. Le long repos dure environ le tiers du mouvement total.

Tout le monde est d'accord sur l'ordre et l'existence de ces bruits. Mais il y a une dissidence bien marquée parmi les auteurs : 1º sur le point de savoir si le premier bruit, ou bruit sourd, correspond à la contraction des oreillettes, ou bien à celle des ventricules ; 2º sur leur cause productrice. Il est très-important d'être fixé à cet égard pour pouvoir déterminer le siége précis des lésions organiques qui, en donnant lieu à ces bruits anormaux intermédiaires, altèrent leur harmonie. MM. Barth et Roger, dans leur excellent traité pratique d'auscultation, p. 472, 4me édition, ont parfaitement résumé les opinions

(*) Archives générales de médecine, t. 26, f. 31.

des auteurs, et je ne saurais mieux faire que de leur emprunter les lignes suivantes :

« Sur ce point, deux opinions opposées sont en
» présence. Mais ce qui doit frapper dans cette ques-
» tion, c'est l'imposante majorité des physiologistes
» partisans de la coïncidence du choc avec la systole,
» et le petit nombre de ceux qui soutiennent le syn-
» chronisme de l'impulsion avec la diastole ventri-
» culaire. Parmi ces derniers nous ne trouvons guère
» que Corrigan, Burdach, et au premier rang M. le
» docteur Beau, qui s'appuie d'expérience sur des
» grenouilles et des coqs. Parmi les défenseurs de
» l'opinion contraire, nous comptons Harvey, Senac,
» Haller, qui peuvent invoquer des centaines de vivi-
» sections faites sur des animaux de toute espèce,
» et de nos jours Laennec, Hope, Marc-d'Espine,
» Rouannet, Carlisle, Magendie, Bouillaud, Gendrin,
» Cruveilhier, Skoda, Parchappe, etc., dont les con-
» victions ont aussi pour base des expériences ré-
» pétées sur des animaux d'un ordre supérieur. Nous
» trouvons encore du même côté tous les comités qui
» ont uni leurs efforts pour la solution des problêmes
» relatifs à la physiologie du cœur : celui de Dublin,
» ceux de Londres et d'Amérique. L'accord qui existe
» entre tant d'expérimentateurs de différents pays,
» entre tant d'observateurs réunis ou isolés est sans
» doute de nature à donner une bien grande force
» aux conséquences qui découlent de si nombreux
» témoignages et d'expériences positives si mul-
» tipliées. »

MM. Barth et Roger, quoique déjà disposés à par-
tager ces opinions soutenues par tant d'autorités imposantes, ont néanmoins voulu s'éclairer par des expériences directes dont voici le résumé :

Ces expériences sont au nombre de six. Trois ont porté sur des grenouilles, et trois sur des chiens. Le cœur étant mis à nu par l'ouverture du thorax, ils ont vu dans tous ces cas l'oreillette se contracter d'abord, et au moment où elle se contractait, le ventricule se dilatait dans tous les sens, se gonflait, rougissait et se portait vers l'abdomen ; un instant après le ventricule se contractait lui-même, il pâlissait, se rétrécissait dans tous les sens, mais surtout par le rapprochement de ses parois, et alors la pointe se relevait vers la partie antérieure de la poitrine qu'elle venait frapper. Dans les expériences sur les chiens, en appliquant un stéthoscope sur les ventricules pendant que celui qui tenait l'instrument disait *bruit sourd*, les personnes qui assistaient aux expériences ont constaté que ce mouvement correspondait chaque fois à la contraction des ventricules et au redressement de la pointe du cœur. Cette expérience répétée à plusieurs reprises et successivement par tous les assistants, a toujours donné les mêmes résultats.

Ainsi, le bruit sourd correspond à la contraction, et le bruit clair à la dilatation des ventricules.

En résumé donc : les oreillettes se contractent d'abord sans produire de bruit, elles chassent le sang dans les ventricules qui se contractent à leur tour ; c'est en ce moment que se produit le bruit sourd ou premier bruit, suivi du petit silence. Pendant leur contraction, les valvules oriculo-ventriculaires se tendent pour fermer les orifices et empêcher le sang de refluer dans les oreillettes, celui-ci, comprimé de toutes parts, est forcé de pénétrer dans les artères aorte et pulmonaire dont il relève les vulvules sygmoïdes placées à leur origine.

Immédiatement après la contraction, survient la dilatation des ventricules. A ce moment les valvules sygmoïdes des artères aorte et pulmonaire s'abaissent pour s'opposer au retour du sang dans leurs cavités, et c'est alors qu'a lieu le bruit clair ou second bruit suivi du grand silence.

C. — *Causes des bruits du cœur.*

La plupart des auteurs professent des opinions fort diverses sur les causes des bruits du cœur. Comme il serait beaucoup trop long d'analyser toutes ces opinions, et que d'ailleurs je dois les supposer à peu près connues du lecteur, je me contenterai d'en rappeler ici le résumé suivant :

1º Laennec attribuait le premier bruit à la contraction ventriculaire, et le deuxième à la contraction auriculaire ;

2º *D'Espine.* — Premier bruit : contraction ventriculaire.—Deuxième bruit : dilatation ventriculaire;

3º *Corrigan.* —Premier bruit : choc du sang contre les parois ventriculaires dans la diastole.—Deuxième : choc réciproque de la surface interne des parois opposées des ventricules pendant la systole;

4º *Pigeaux, 1839.*—Premier : frôlement du sang contre les parois des ventricules, les orifices et les parois des gros vaisseaux au moment de la systole. —Deuxième : frôlement du sang contre les parois des oreillettes, les orifices auriculo-ventriculaires et la cavité des ventricules au moment de la diastole;

5º *Hope, 1839.* — Premier : bruit de tension des valvules, bruit d'extension musculaire, bruit rotatoire dans la systole. — Deuxième : claquement des valvules sygmoïdes dans la diastole ;

6º *Rouannet.* — Premier : claquement des valvules auriculo-ventriculaires dans la systole. — Deuxième : claquement des valvules sygmoïdes dans la diastole par suite du retour du sang tombant de l'aorte et de l'artère pulmonaire sur ces valvules ;

7º *Magendie.* — Premier : choc de la pointe du cœur contre le thorax au moment de la systole. — Deuxième : choc de la face antérieure du cœur au moment de la diastole;

8º *Bouillaud.* — Premier : redressement brusque et choc des faces opposées des valvules auriculo-ventriculaires, et abaissement soudain des valvules

sygmoïdes qui, poussées par la colonne sanguine qui pénètre dans l'aorte et l'artère pulmonaire, viennent s'appliquer contre les parois de ces vaisseaux.
— Deuxième : rédressement des valvules sygmoïdes repoussées par le redressement de l'aorte et de l'artère pulmonaire, choc de leurs faces opposées ; et enfin, abaissement soudain des valvules auriculo-ventriculaires au moment de la diastole ;

9º *Skoda.*— Premier : choc du sang contre les parois de l'aorte et de l'artère pulmonaire, et impulsion de la pointe du cœur contre le thorax dans la systole.— Deuxième : choc rétrograde de la colonne sanguine sur les valvules sygmoïdes et choc de la colonne sanguine contre les parois des ventricules dans la diastole ;

10º *Beau.*— Premier : choc de la colonne sanguine contre les parois des ventricules dans la diastole ventriculaire.— Deuxième : choc de la colonne sanguine arrivant par les veines contre les parois des oreillettes ;

11º *Willam.* — Premier : contraction musculaire des ventricules pendant la systole. —Deuxième : choc en retour des colonnes sanguines contre les valvules sygmoïdes pendant la diastole ;

12º *Comité de Londres.* — Premier : tension musculaire soudaine des ventricules dans la systole, et choc du cœur contre le thorax. —Deuxième : collision brusque des valvules sygmoïdes par les colonnes sanguines artérielles ;

13º *Comité de Philadelphie.* —Premier : contraction musculaire des ventricules et claquement des valvules auriculo-ventriculaires pendant la systole. —Deuxième : collision des valvules sygmoïdes par le choc en retour des colonnes sanguines artérielles.

Toutes ces opinions me paraissent par trop exclusives, en ce sens qu'elles ne tiennent compte que d'une partie des phénomènes physiologiques qui se manifestent soit pendant la systole, soit pendant la diastole; il me semblerait plus rationnel d'admettre, comme l'ont fait MM. Barth et Roger, une opinion plus large qui analyserait et grouperait tous ces phénomènes.

Ainsi, pendant le premier bruit on note : 1° la contraction ventriculaire ; 2° le choc imprimé à la face inférieure des valvules sygmoïdes et à la base des colonnes sanguines aortique et pulmonaire ; 3° le claquement des valvules auriculo-ventriculaires ; 4° l'impulsion du cœur contre la poitrine.

Les phénomènes qui accompagnent le second bruit sont : 1° la dilatation des ventricules et la collision du sang qui afflue dans leur cavité ; 2° l'abaissement soudain des valvules auriculo-ventriculaires ; 3° la tension brusque des valvules sygmoïdes, et le choc en retour sur leur face supérieure des colonnes de sang lancées dans l'aorte et dans l'artère pulmonaire.

Il faut bien reconnaître néanmoins que l'élément principal du second bruit est constitué par la tension des valvules sygmoïdes et le choc en retour du sang sur leur face supérieure, déterminé par la réaction élastique des artères. Cette opinion me paraît ressortir clairement des expériences et vivisections faites par MM. Rouannet, Bouillaud, Hope, ainsi que de celles des comités de Londres, de Dublin, de Philadelphie et de MM. Barth et Roger, qui font remarquer à son appui que l'insuffisance des valvules aortiques entraîne constamment une altération du deuxième bruit. Toutefois les autres éléments n'y sont pas complètement étrangers.

Cette manière de voir est fondée à la fois sur l'induction et sur les résultats de l'expérience ; elle permet en outre d'expliquer certains faits pathologiques dont la raison échapperait tantôt à l'une, tantôt à l'autre des théories exclusives.

Maintenant que nous savons d'une manière précise que le premier bruit du cœur correspond à la systole des ventricules et le second à leur diastole, toutes les fois que nous observerons un bruit anormal autre que les bruits naturels du cœur, tels que bruit de souffle ou de frottement, il nous sera, sinon toujours facile, du moins possible le plus souvent de distinguer le siége de la lésion organique ou du rétrécissement qui le produit, c'est-à-dire de déterminer l'orifice rétréci et le coté qu'il occupe. C'est ce que je vais tâcher de préciser dans le paragraphe suivant.

§ II. — *Bruits anormaux.*

Je n'ai à m'occuper ici que du bruit de souffle et de ses significations pathologiques.

Bruit de souffle ou de frottement.

L'endocardite rhumatismale même lorsqu'elle est récente, s'accompagne fréquemment d'un bruit de souffle plus ou moins marqué. Ce bruit précède le premier temps, l'accompagne ou bien lui succède. On peut donc dire d'une manière générale que le bruit de souffle peut se manifester toutes les fois que l'un des orifices du cœur est endurci et rétréci, et que les tissus qui entrent dans sa composition ont perdu leur souplesse et leur flexibilité, ou que le sang chassé par la force d'impulsion d'une des parties du cœur, trouve sur son passage un obstacle qui retarde son cours. Toutefois, il a été reconnu par de nombreuses autopsies, et je dois le dire d'avance, que c'est presque toujours à gauche, et principalement à l'orifice aortique (19 fois sur 20), que siége le rétrécissement et par suite le bruit de souffle. Mais malgré cette fréquence plus grande du rétrécissement de l'orifice de l'aorte, comme les autres orifices peuvent aussi devenir le siége de rétrécissements, il est important de faire connaître les signes qui les caractérisent.

1° Si le bruit précède le premier temps, il résulte évidemment du rétrécissement de l'orifice auriculo-

ventriculaire gauche, et se traduit par un mouvement de *fre* qui précède le tic-tac. Ce rétrécissement
est ou doit être assez fréquent bien qu'il n'ait encore été démontré qu'une fois par l'autopsie. Le fait
est dû à M. Fauvel, qui l'a consigné dans un mémoire
intitulé : *Sur les signes stéthoscopiques du rétrécissement de l'orifice oriculo-ventriculaire gauche du
cœur* (*).

Moi-même dans mon premier mémoire, j'avais in-
diqué cet orifice comme le siége principal du rétrécissement et du bruit de souffle, c'est aussi l'opinion
de M. Beau.

Si dans la grande majorité des cas, le bruit de
souffle accompagne ou paraît accompagner le premier temps, ou lui succède et semble avoir son siége
uniquement à l'orifice de l'aorte, cela tient à ce que
le ventricule se contracte avec beaucoup plus de force
que l'oreillette et détermine au moment du passage
du sang à travers l'orifice aortique un frottement
plus fort et plus distinct que celui qui a lieu à travers l'orifice auriculo-ventriculaire, alors ce dernier
passe presque toujours inaperçu. Mais le plus souvent
les deux orifices ou plutôt toute la surface interne de
l'oreillette et du ventricule gauche sont atteints en
même temps à divers degrés. Cependant il faut con-
venir que l'orifice aortique par suite de sa structure
anatomique toute artérielle, est beaucoup plus sujet
aux endurcissements que l'orifice auriculo-ventriculaire gauche dont la structure participe de celle des
veines et des artères, et que c'est encore un motif
pour que le frottement soit plus sensible et les lésions anatomiques plus fréquentes, plus marquées et
plus faciles à constater au premier qu'au second
temps. Aussi est-ce au bruit de souffle, résultant du
rétrécissement de l'orifice aortique comme étant le
cas le plus ordinaire que je vais rapporter ce que
j'ai à dire de principal sur les bruits anormaux.

(*) Archives générales de médecine, 1843.

2° Lorsque le bruit de souffle accompagne le premier temps, il résulte presque toujours de l'endurcissement des valvuves sygmoïdes et du rétrécissement de l'orifice aortique, je dis presque toujours, car il est prouvé que dans quelques cas, il est produit par le reflux du sang du ventricule dans l'oreillette par suite d'une insuffisance de la valvule mitrale dont les bords endurcis ne se rapprochent plus entièrement et ne ferment plus complètement l'orifice oriculo-ventriculaire, qui dès lors reste béant pendant la contraction du ventricule et laisse repasser dans l'oreillette une quantité plus ou moins notable de sang suivant son étendue. Peut-être existent-ils concurrement, mais alors celui qui résulte de l'insuffisance de la valvule mitrale étant masqué par celui qui a lieu à l'orifice aortique ne devient sensible qu'après la disparition de ce dernier.

Mais revenons au bruit de souffle déterminé par le rétrécissement de l'orifice aortique. En admettant que tout le reste soit intact, voici ce qui se passera: lorsque le ventricule gauche chassera le sang dans l'aorte il faudra qu'il se contracte plus fortement que si le calibre de ce vaisseau était à l'état normal, alors le premier bruit du cœur sera beaucoup moins distinct et se terminera par un bruit de souffle, de frottement ou de piaulement que j'ai souvent ainsi noté : *tic-fre-tac,* ou simplement *tree* ou *piee,* qui sera immédiatement suivi d'un second bruit *tac,* ce qui au lieu d'un tic-tac régulier, donnera à peu près : *tic-fre-tac : trie-tac : pie-tac,* ou bien enfin *piee-ac.*

Lorsqu'il y a simplement insuffisance de la valvule mitrale, le bruit de souffle n'est jamais aussi marqué que dans le cas de rétrécissement de l'orifie aortique, parce que dans l'état normal, cette dernière ouverture, large et souple, étant le passage naturel du sang, lui donne un accès facile sous l'influence de la contraction ventriculaire.

Tandis qu'en traversant à tergo l'orifice laissé par la valvule mitrale devenue insuffisante, ce liquide ne subit pas à beaucoup près une pression aussi forte que s'il était la seule ouverture située dans le ventricule pour lui donner passage. Par ce motif le rotement, qui a lieu lors de ce passage est léger et moins sensible à l'oreille, ensuite le bruit ne se propage pas dans les artères comme dans le cas de rétrécissement de l'orifice aortique.

En outre de cette différence d'intensité, on observe encore une différence de siége assez notable entre le bruit de souffle, qui résulte du rétrécissement de l'orifice aortique et celui qui dépend de l'insuffisance de la valvule mitrale. Aujourd'hui , il est généralement admis que dans le premier cas le maximum du souffle existe vers la base du cœur, et que dans le second, au contraire, ce maximum d'intensité est plus rapproché de sa pointe. Si le rétrécissement de l'orifice aortique se complique d'insuffisance des valvules sygmoïdes, comme cela arrive assez souvent, et de reflux du sang de l'aorte dans le ventricule par l'orifice qui existe à leur centre par suite de leur endurcissement, le second bruit pourra être en grande partie absorbé et remplacé par un second frottement ou bruit de souffle , et au lieu du tic-tac régulier de l'état normal, on aura pour résultat deux bruits de souffle distincts, tels que tir-tar, ou bien un seul , mais beaucoup plus prolongé, *tirree*, résultant de la confusion des deux.

§ III.

Dans les cas de rétrécissement de l'orifice aortique, on observe quelquefois certains phénomènes dignes de remarque, sur lesquels je dois m'arrêter un instant, tels sont :

1° *Les intermittences du pouls.* — Ainsi lorsqu'on veut le compter avec une montre à secondes, on sent sous le doigt 4, 5 ou 6 battements , séparés par des intervalles égaux, puis il s'arrête tout à coup , 1 , 2 ou 3 pulsations manquent entièrement, ou sont remplacées par de simples ondulations. Alors, il recommence à battre 4, 5 ou 6 fois, et ainsi de suite. Ces intermittences me paraissent tenir à la difficulté que le ventricule éprouve à faire pénétrer le sang dans l'aorte, il s'essaye, une, deux ou trois fois, enfin il finit par vaincre l'obstacle, le sang pénètre dans l'aorte et de là dans les artères, et les battements du pouls recommencent ;

2º D'autres phénomèmes concomitants consistent dans quelques signes d'un obstacle à la circulation pulmonaire, tels sont *l'essoufflement, l'oppression, la dyspenée* qui se manifestent plus particulièrement sous l'influence de la course ou d'une marche rapide, surtout sur un plan incliné ;

3º *Augmentation du volume du cœur.* — Lorsque la maladie existe depuis un certain temps, on l'observe constamment comme il est facile de s'en rendre compte par la percussion ; peu à peu et sous l'influence des efforts de plus en plus considérables que les parois du ventricule gauche, par exemple, sont obligées de faire pour vaincre la résistance que le rétrécissement de l'orifice aortique oppose au passage du sang, elles finissent par perdre une partie de leur ressort, et la cavité ventriculaire par subir une dilatation plus ou moins considérable. Si la dilatation du ventricule s'accompagne de l'amincissement de ses parois, les bruits du cœur seront d'autant plus faibles et moins distincts que l'amincissement sera plus considérable ; enfin, il arrivera un moment où la maladie dégénèrera en un véritable anévrysme par suite de la diminution successive de la faculté contractile des parois malades qui ne pourraient plus revenir sur elles-mêmes et reprendre leur ressort, quoique l'obstacle disparaîtrait, et la rupture du cœur serait en définitive le dernier terme de cet état, si les difficultés qu'éprouve la circulation du sang, ne faisaient presque toujours périr les malades d'asphyxie avant qu'elle se manifeste. Dans les cas de ce genre, les battements du cœur deviennent confus, insaisissables et l'oreille appliquée sur la région précordiale ne perçoit plus qu'un bruit de *ou — ou* perpétuel; si c'est au contraire l'hypertrophie, ou bien l'épaississement des parois du cœur qui coïncide avec la dilatation du ventricule, ses battements sont plus forts et plus distincts et le bruit de souffle, beaucoup plus net et plus marqué. Dans ce cas, il pourra arriver que ce ventricule, après s'être essayé à vaincre l'obstacle, le surmonte tout-à-coup, et que le sang poussé avec violence, déchire la pulpe cérébrale, d'où hémorrogie et presque toujours alors apoplexie foudroyante.

Dans le premier cas, presque toujours, surtout chez les personnes grasses l'œdématie des membres inférieurs se manifeste et augmente avec la diminution du ressort des parois du ventricule malade.

Dans le cas d'hypertrophie, l'œdème des extrémités inférieures ne se montre qu'autant que l'obstacle à la circulation devient très-prononcé;

3° Lorsque l'obstacle à la circulation porte sur les orifices cardiaques du côté droit, les bruits de souffle qui le caractérisent sont les mêmes que lorsqu'il existe à gauche. Il est très-important de pouvoir distinguer s'il existe à droite ou à gauche, car le pronostic est plus grave dans le premier cas que dans le second, parce que le sang, n'ayant pas encore subi l'action de l'air est moins propre à l'entretien de la vie que lorsqu'il est hématosé et parce que les remèdes ont moins d'action.

Ce diagnostic pourra être établi : 1° par la constatation du siége du bruit anormal à droite ou à gauche; 2° par l'examen des grosses veines du pouls, et de la coloration du visage.

Suivant Littré (*) lorsque « le rétrécissement ou » l'insuffisance existent à gauche, le bruit anormal » qu'on entend à la région précordiale et qui masque » le bruit naturel correspondant au cœur droit,

(*) Dictionnaire de médecine, 1834, article *cœur*.

» disparaît à mesure qu'on s'éloigne, de sorte qu'en
» appliquant l'oreille dans un certain point du côté
» droit de la poitrine, plus ou moins éloigné, on
» parvient à entendre un *tic-tac* naturel correspon-
» dant au côté droit. M. Rayer a observé que
» l'endroit où l'on entend le mieux le cœur droit
» sain, quand le cœur gauche est malade, est la
» région épigastrique. J'ai entendu plusieurs fois en
» ce point d'une manière très-nette le *tic-tac* régu-
» lier, tandis que le cœur gauche donne un bruit
» morbide. » Le contraire a lieu si c'est le cœur
droit qui est malade, c'est à gauche et loin du cœur
qu'il faut chercher le *tic-tac* naturel. Enfin, si l'on
trouvait loin du cœur et des deux côtés de la poitrine, un bruit morbide, on concluerait que les deux
moitiés sont affectées, et le bruit morbide pourrait
appartenir à deux appareils différents : à la valvule
tricuspide et aux valvules sygmoïdes de l'aorte. Le
temps où de chaque côté on entendrait le bruit
morbide, et le point où serait son maximum d'intensité, serviraient à déterminer le lieu et la nature de
la lésion.

Suivant MM. Barth et Roger (*Loco citato*, p. 448),
l'indication de M. Littré ne serait applicable qu'aux
altérations des orifices auriculo-ventriculaires.
D'après les rapports anatomiques de l'aorte et de
l'artère pulmonaire, on doit soupçonner une lésion
des valvules pulmonaires, si le bruit anormal se
propage surtout le long des cartilages costaux, et
une altération des valvules aortiques s'il se propage
vers le sternum, tandis qu'on entend plus à droite un
bruit naturel. S'il restait du doute sur le véritable
foyer de production du souffle, on remarquerait si
celui qui est perçu derrière le sternum s'étend
jusqu'aux artères du col, dans ce cas, il se produirait
à l'orifice aortique, tandis que s'il était perçu au
niveau des cartilages costaux sans se propager jusqu'aux carotides, il se passerait à l'orifice pulmonaire.

Examen des veines du cou. — Lorsqu'il y aura rétrécissement de l'orifice auriculo-ventriculaire droit, on observera dans les veines du cou une pulsation qui précèdera immédiatement le pouls carotidien et qui aura lieu au moment de la contraction de l'oreillette.

Si la valvule tricuspide est devenue insuffisante, et ne clot plus entièrement l'orifice oriculo-ventriculaire, la pulsation veineuse coïncidera avec le pouls carotidien, car la contraction ventriculaire fera refluer le sang dans l'oreillette droite et par suite dans les veines caves ascendante et descendante, en même temps qu'elle fera passer le sang dans les artères. Un pouls veineux double indique à la fois le rétrécissement de l'orifice auriculo-ventriculaire droit et l'insuffisance de la valvule.

Le rétrécissement de l'orifice de l'artère pulmonaire est également suivi de la distention des veines du col sans pulsations puisque l'occlusion de l'orifice oriculo-ventriculaire ne permet plus le reflux du sang du ventricule dans l'oreillette au moment de la contraction qui l'accompagne; mais aussi le bruit de souffle ne se propage pas dans les carotides puisque l'orifice aortique est libre.

Lorsque le bruit de souffle existe à droite, quelque soit le siége du rétrécissement, il y a toujours coloration violacée plus ou moins prononcée de la face et des lèvres par suite de la rétention du sang dans la veine cave ascendante et descendante, ce qui n'a pas lieu lorsque les lésions organiques existent à gauche.

Lorsque la lésion existe à droite, l'œdématie des membres inférieurs est également plus fréquente; il en est de même de l'engorgement du foie et de l'hydropisie ascite.

Les eaux de Bagnols ont depuis longtemps la réputation de guérir les hydropisies, comme on peut le lire dans un ouvrage intitulé : *l'Hydrothermotopie des nymphes de Bagnols, en Gevaudan ou les merveilles des*

eaux et bains de Bagnols, *in-8°*, *par Michel Baldit* (*)*,
ouvrage en tête duquel on trouve les mauvais vers
suivants :

> Venez donc altérés, dégoûtés *hydropiques*,
> Graveleux, oppilés, enroués asmatiques.
> ... .

Mais quelles espèces d'hydropisies guérissaient-elles?
c'est là ce qui n'avait pas été dit. Eh bien ! ce sont
les hydropisies symptômatiques de l'endocardite rhumatismale, et non celles dues à d'autres causes.

Il est donc bien important d'être prévenu de l'existence possible de toutes ces complications et surtout
d'en apprécier la cause, car, du moment où cette
cause pourra disparaître sous l'influence de certaines
eaux minérales, les autres maladies qui seront sous
sa dépendance immédiate, disparaîtront avec elle,
et la médecine, en soumettant les malades à cette
médication, aura de grandes chances de leur faire
recouvrer la santé.

Il est souvent très-difficile d'apprécier au premier
examen, surtout si les malades sont fatigués, ces différents cas, et de reconnaître au juste le siége des
lésions existantes, surtout lorsque diverses parties du
cœur sont envahies et qu'elles se montrent simultanément. Pour mieux se fixer, il faut examiner les
malades plusieurs fois et à des heures différentes ;
c'est principalement le matin et au lit, après un
sommeil réparateur, qu'il convient de les voir. Si
alors, malgré toute l'attention et tout le soin nécessaires, on ne pouvait parvenir à distinguer le siége de
la maladie, 1° en se rappelant que le plus souvent
elle porte son action sur les cavités gauches, on en
concluerait qu'elle existe à gauche ; 2° comme on sait
encore que les rétrécissements auriculo-ventriculaires existent ordinairement sans bruit, on en dédui-
rait, si le bruit de souffle était bien marqué, qu'il
existe à l'orifice de l'aorte, et 3° enfin, comme

(*) Lyon, 1651.

la maladie qui amène le rétrécissement de cet orifice produit presque toujours en même temps un épaississement des valvules sygmoïdes et par suite leur insuffisance, un double bruit de souffle indiquerait, d'une manière à peu près certaine, un rétrécissement de l'orifice aortique accompagné d'une insuffisance des valvules sygmoïdes.

§ IV. — *Diagnostic différentiel.*

Diverses maladies autres que l'endocardite de quelque nature qu'elle soit, peuvent s'accompagner d'un bruit de souffle dans la région précordiale sans qu'il existe pour cela dans les orifices cardiaques la moindre trace de lésions matérielles apparentes à l'autopsie, telles sont :

1° Les maladies dans lesquelles il existe une altération du sang, comme la chlorose et l'anémie survenues après des pertes de sang abondantes;

2° Certaines maladies qui s'accompagnent de désordres dans l'action nerveuse qui tient sous sa direction et sous sa dépendance les contractions du cœur, telles que l'hystérie et les névroses du centre de la circulation, qui donnent lieu à des palpitations désordonnées dites nerveuses;

3° Les affections mal définies et du reste peu connues, qui s'accompagnent de contraction ou de rétrécissement spasmodique et qui peuvent se manifester sur tous les organes où l'on trouve des cavités et des orifices pourvus d'anneaux musculeux, tels que l'urètre, l'œsophage, les intestins, l'anus et par conséquent le cœur;

4° Enfin, certains états morbides ou non morbides, où la circulation du fluide sanguin subit une gêne plus ou moins grande en traversant les orifices cardiaques, comme cela s'observe quelquefois dans la pléthore naturelle, dans certains cas de fièvre où le sang se gonfle sous l'influence d'un excès de chaleur,

dans quelques cas de grossesse où le développement
anormal et excessif du ventre gêne le passage du
sang dans le cœur, comme l'a observé et publié
M. Jacquemier (*).

Il est bien important de distinguer le bruit de
souffle qui peut se manifester dans les circonstances
si nombreuses que nous venons de passer en revue
de celui qui se produit dans l'endocardite rhumatismale, car il est beaucoup moins grave dans le premier cas que dans le dernier, et le traitement n'est
pas le même. Voici ses principaux caractères distinc-
tifs : il est moins dur, il a toujours lieu au premier
temps. Il n'est pas permanent, au lieu d'aller en augmentant il reste toujours égal, diminue et disparaît
avec la maladie qui le produit.

1° *Il est moins dur.* Comme il existe sans lésion
organique, le frottement qu'éprouve le sang en traversant les orifices cardiaques est moins grand, et
le son qui en résulte est plus doux et moins marqué ; on dirait un frôlement bien différent de
ce son rude et analogue au bruit de râpe qu'on observe dans l'endocardite rhumatismale qui s'accompagne de rétrécissement des orifices et d'induration
des valvules ;

2° *Il a toujours lieu au premier temps.* MM. Barth et
Roger croient même pouvoir ériger en loi ce fait
que les souffles du cœur indépendants d'une lésion
organique sont toujours liés au premier bruit et jamais au second, tandis que ceux qui sont dûs à une
altération matérielle du cœur peuvent accompagner
indifféremment l'un ou l'autre bruit, et quelquefois
les deux en même temps (**) ;

3° *Il n'est pas permanent.* La chlorose ou l'anémie
due à de grandes pertes de sang, les affections nerveuses, etc., ne durent pas éternellement, elles dispa-
raissent sous l'influence du temps ou de traitements

(*) Thèse inaugurale, Paris 1837, n° 446.

(**) L. cité p. 430.

appropriés, et, il en est de même du bruit de souffle qui les accompagne; si quelques-unes de ces affections se montrent d'une manière intermittente, le bruit de souffle devient intermittent comme elles, tandis que dans la maladie que nous étudions il est constant;

4° Au lieu d'aller en augmentant, il reste doux pendant tout le temps qu'il dure, et disparaît avec la maladie à laquelle il se lie, tandis que celui qui se développe sous l'influence d'une lésion organique augmente à mesure que le rétrécissement des orifices ou l'épaississement valvulaire se développe et finit par se changer en bruit de râpe, de lime ou de scie.

Ces divers caractères isolés ou réunis, mais surtout réunis, pourraient bien largement suffire à distinguer les maladies existant avec ou sans lésion organique; mais ce n'est pas tout : comme ces deux classes de maladies s'accompagnent de caractères autres que le bruit de souffle, en ayant soin d'en tenir compte, on parviendra aisément à les distinguer. Ainsi, dans l'endocardite rhumatismale, outre les changements survenus dans les battements du cœur, on observe encore une augmentation de volume de l'organe dont on se rend compte par la percussion, et dont j'ai déjà expliqué le mécanisme (page 29), puis assez souvent des intermittences ou tout au moins des irrégularités dans le pouls; un œdème plus ou moins prononcé des extrémités inférieures, l'absence de bruit de diable dans les artères carotides.

Tandis que dans la chlorose et l'anémie, les battements du cœur restent réguliers, et son volume normal, le pouls ne présente pas d'intermittences, l'œdème des extrémités inférieures n'existe pas ou est peu sensible, et l'on observe constamment le bruit de diable dans les carotides.

§ V. — *Est-il possible de distinguer les cas dans les-*
quels les eaux pourront être administrées avec succès
de ceux dans lesquels elles seront contre-indiquées ?

Rigoureusement, les eaux pourraient être appliquées à tous les cas, en mesurant leur emploi à
l'état plus ou moins avancé de la maladie; en général cependant, pour qu'elles réussissent bien, il ne
faut pas qu'elle soit trop ancienne, que l'induration des valvules soit arrivée à l'état cartila-
gineux, état qui se reconnaît à ce qu'on obtient un
bruit de râpe au lieu d'un bruit de souffle, que les
rétrécissements soient trop multipliés, et qu'il y ait
complication d'anévrysme réel; cependant je ne vois
pas pourquoi on reculerait devant l'administration de
l'eau thermale en boisson seulement, dans les cas de
valvules cartilagineuses, car si l'on a reconnu que
plusieurs eaux minérales pouvaient ramollir le cal
des os dans les fractures récemment consolidées et
qu'il fallait attendre, pour y soumettre les membres
fracturés, que ce cal eût acquis assez de consistance pour
éviter la reproduction de la fracture pendant le traitement, je ne vois pas pourquoi elles ne produiraient
pas le même résultat sur les valvules du cœur indurées; la chose à ce qu'il me semble vaut la peine
d'être essayée, d'autant plus que la boisson de l'eau
minérale administrée avec mesure ne peut être nuisible.

En voici du reste un exemple :

« Mme X..., femme d'un géomètre d'Aurillac, âgée de 50
» ans, tempérament lymphatico sanguin, constitution assez
» robuste, vint à Chaudes-Aigues en 1849 prendre les eaux
» pour guérir des douleurs rhumatismales; un médecin de la
» localité la soumit aux bains chauds, aux étuves et à la
» boisson; bien qu'elle les supportât très-difficilement elle
» continua pendant 8 à 9 jours; mais alors étant tombée sé-
» rieusement malade, elle me fit appeler. Il y avait une conges-
» tion pulmonaire, de la toux, de l'oppression et un pouls fébrile.

» irrégulier et intermittent, qui me porta à examiner les bat-
» tements du cœur. En appliquant l'oreille sur la région pré-
» cordiale, je reconnus un bruit de râpe accompagnant le
» premier bruit qui se prolongeait jusqu'après le second,
» ce qui indiquait un rétrécissement très-prononcé de l'ori-
» fice aortique, et une induration avec insuffisance des valvules
» sygmoïdes ; par diverses questions que je lui adressai,
» je reconnus que l'affection cardiaque pouvait remonter à 7
» ou 8 ans et avait succédé à une affection rhumatismale.

« Après avoir arrêté l'affection pulmonaire par une saignée,
» et calmé la trop vive excitation du cœur par des frictions
» avec la teinture éthérée de digitale, et les o'piacés, j'en-
» gageai cette dame à ne pas continuer l'usage des eaux,
» et à retourner chez elle, ce qu'elle se hâta de faire ;
» deux mois après, je la revis, elle avait gagné éton--
» namment, elle se plaignait à peine de ses douleurs rhuma-
» tismales et de ses battements de cœur, enfin elle avait repris
» ses occupations de ménage qu'elle avait été obligée d'aban-
» donner quelques mois avant de venir à Chaudes-Aigues,
» tant elle était fatiguée par les palpitations et les douleurs
» rhumatismales. 4 ans plus tard l'amélioration obtenue per-
» sistait encore. »

J'ai consigné cette observation dans le mémoire
que j'ai présenté à l'Académie sur cette question et
qui a été couronné par cette célèbre compagnie en
1854.

Je terminerai cet article en indiquant quelques caractères à l'aide desquels on pourra se guider pour
distinguer les cas dans lesquels les eaux sont indi-
quées de ceux dans lesquels elles sont contre-indiquées.

Lorsque le bruit de souffle et les battements du
cœur sont très-distincts, cela indique en général que
les parois de cet organe ont encore beaucoup de
force et qu'il n'y a pas lieu de craindre que la sur-
excitation produite par l'action des eaux provoque
sa rupture. Tandis que si le bruit de souffle et les
battements du cœur, au lieu d'être distincts, sont
remplacés par des bruits confus tels que *ou — ou, ou —
ou*, il est à peu près certain que ses parois, déjà
très-amincies, ont perdu une grande partie de leur

ressort, et que l'administration des eaux autrement qu'en boisson pourrait faire craindre de voir survenir sa rupture pendant, ou peu de temps après le traitement. Le signe diagnostic que je viens d'indiquer mérite une très-sérieuse attention.

Deux malades que j'avais dissuadé de venir prendre les eaux d'après ce signe important, ont en effet succombé peu de temps après, bien qu'ils n'eussent fait usage de l'eau thermale sous aucune forme.

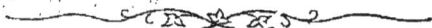

ARTICLES TROISIÈME ET QUATRIÈME.

§ 1er.

Mode d'administration des eaux.

Dans les commencements de ma pratique je partageais les idées généralement reçues, qu'il ne faut pas administrer les eaux à une température élevée dans les maladies du cœur, mais, de même que par suite des travaux récents, les idées se sont beaucoup modifiées sur divers états du cœur qu'on englobait autrefois sous la dénomination beaucoup trop générale et trop vague d'*anévrysme*, de même l'expérience acquise par les nombreux faits que j'ai observés depuis 9 ans que je m'occupe du sujet en question, m'a rendu beaucoup moins timide et m'a conduit à modifier considérablement cette pratique dans des cas même très-complexes.

Ainsi, dans tous les cas d'endocardite rhumatismale bien manifeste, on peut et on doit, si l'on veut obtenir un résultat plus avantageux et plus rapide, employer les eaux en boisson, en bains et en étuves. Quant à la douche, je ne l'administre que dans les cas où la maladie co-existe avec des douleurs et des raideurs articulaires; je ne la fais tomber que sur les articulations malades, et jamais sur la région du cœur, parce qu'elle y serait pour le moins inutile sinon nuisible, comme ne pouvant agir directement sur cet organe qui en est séparé par les parois thoraciques.

En administrant les étuves dans ces sortes de cas, je me trouve en opposition avec beaucoup de médecins (cependant moins aujourd'hui qu'il y a quelques années), qui les regardent comme nuisibles, en ce qu'ils craignent de leur voir produire une excitation trop grande. Ainsi, Bertrand recommande expressément de s'en tenir aux demi-bains et à la boisson, il défend les bains de piscine, les étuves et les hautes températures. Evidemment si les malades guérissaient aussi bien et aussi sûrement sous l'influence d'un traitement pour ainsi dire bénin que par un traitement fort, je serais le premier à me ranger du côté de mes honorables collègues; mais il n'en est point ainsi, car en lisant attentivement les observations de Bertrand, on est frappé d'une chose, c'est que les trois malades qu'il cite n'ont été soulagés qu'après d'abondantes transpirations; le dernier surtout, bon paysan, qui n'avait point été soulagé par les demi-bains et la boisson, parce qu'il n'avait pas sué, revint après le départ du médecin, et prit de sa propre autorité, dans la grande piscine, 10 bains à 45 degrés qui l'excitèrent beaucoup et le firent suer abondamment, alors il fut guéri. Je comprends bien que cet homme s'exposait beaucoup en prenant

ainsi des bains sans direction et d'emblée à 45
degrés au lieu d'y être arrivé peu à peu et graduellement, comme j'ai coutume d'y faire arriver
mes malades; mais pour moi, les bains et les étuves surtout, sont une partie très-essentielle du traitement, parce qu'elles excitent moins que les bains,
et qu'elles produisent rapidement des sueurs abondantes qui ont une part considérable dans la guérison; mais j'ai soin de faire mes réserves et de marcher par gradation; autrefois je ne soumettais jamais
les malades aux étuves avant le huitième jour du
traitement. Pendant ces huit jours ils prenaient des
demi-bains tempérés de demi-heure à une heure, de
33 à 36° centigrades, des bains de pieds à eau courante et buvaient l'eau thermale; ce n'était qu'à
dater du neuvième jour qu'ils commençaient les
bains de piscine et les étuves.

Aujourd'hui, le traitement que j'ai coutume de
mettre en usage consiste : 1° en bains à mi-corps,
de 30 à 50 minutes de durée, j'en fais administrer
de 4 à 8 au début, suivant la force de la maladie,
et la manière dont ils sont supportés. Le premier est
à 34 degrés centigrades; chaque jour je fais augmenter la chaleur d'un degré jusqu'à ce qu'elle soit
arrivée à 38 degrés, et je fais continuer à ce degré pendant les jours suivants. S'ils sont mal supportés, ce qui
arrive rarement, je fais interrompre pendant deux
jours, pour recommencer le troisième, mais s'ils
sont bien supportés, je fais réduire la durée du bain
à 30 minutes, du cinquième au huitième, et après
le bain, je fais passer le malade à l'étuve qui est à
39 ou 40 degrés, température très-rapprochée de
celle du bain, le premier jour, il y reste 5 minutes;
si elle est bien supportée, je fais augmenter tous
les jours sa durée de 2 à 3 minutes jusqu'à un quart
d'heure; si au contraire, le malade est fatigué, il n'y
reste que pendant qu'il s'y trouve bien. A la sortie
de l'étuve il est enveloppé d'un peignoir et d'un cale-
çon de laine et transporté dans son lit où une douce

transpiration s'établit; on l'entretient pendant 3 quarts d'heure en faisant boire au malade du bouillon chaud et un verre d'eau minérale, on le change ensuite de linge, alors il se repose demi-heure et s'habille;

3º Il boit dans le courant de la matinée 2 à 3 verres d'eau thermale, nº 41 ou 36 suivant les cas, à un quart d'heure d'intervalle l'un de l'autre et quelquefois 1 à 2 verres dans l'après-midi, entre le dejeûner et le dîner;

4º J'avais coutume de faire ajouter une cuillerée de sirop de digitale dans le premier verre d'eau du matin, et dans un autre verre d'eau le soir en se couchant, mais j'ai dû abandonner cette pratique, dont je n'ai bien souvent retiré d'autre effet que de déranger l'estomac de mes malades, qu'il est bien important de conserver en bon état;

5º Enfin chaque jour, à 4 heures du soir, je fais administrer un bain de pieds à eau courante d'un quart d'heure à 40 degrés centig.

En marchant ainsi par gradation, tous les malades supportent on ne peut mieux le traitement, tous sont impatients de marcher plus vite, la fièvre thermale passe presque inaperçu chez un grand nombre, tandis que chez quelques-uns ce pas est difficile à franchir, ce qui nécessite de la part du médecin traitant une grande surveillance et de fréquentes visites, même la nuit pour observer s'il y a du sommeil, si ce sommeil est calme ou agité, et s'il n'y aurait pas quelques indications à remplir. Assez souvent un léger purgatif salin en débarrassant les voies digestives, en ouvrant l'appétit et en favorisant de bonnes digestions ramène le calme et facilite l'action des eaux.

J'ai très-rarement besoin d'avoir recours aux évacuations sanguines, soit par la lancette, soit par les sangsues, excepté dans les cas d'hypertrophie concentrique, car les eaux agissent comme je l'ai dit dans le *Guide des malades aux eaux de Bagnols, p. 208*, en modifiant profondément le sang et en le dépouillant d'une partie de sa matière colorante.

Quoiqu'il en soit, en général, l'action des bains de baignoire est très-remarquable. Un malade en entrant au bain, est-il agité, les battements de son cœur sont-ils précipités, le pouls est-il à 80 ou 85 et irrégulier, au bout d'un quart d'heure l'agitation cesse, le pouls se régularise et tombe à 75, 72 ou 70. Dans les premiers jours, la sédation produite par le bain est passagère et ne dure que quelques heures; mais vers le dixième jour, elle devient définitive, acquise et permanente. Ceux qui entourent les malades et les malades eux-mêmes s'en aperçoivent bien et témoignent par leur gaîté le contentement qu'ils éprouvent, l'appétit devient plus vif, et quoiqu'ils absorbent une plus grande quantité d'aliments plus nourrissants, les digestions se font avec facilité et rapidement. Aussi la santé générale s'améliore-t-elle d'une manière remarquable, ce qu'on reconnaît à ce que les chairs se colorent et deviennent plus fermes. Le système musculaire se renforce, aussi la marche devient-elle plus facile et plus assurée. Ceux qui, au début, n'auraient pu marcher 10 minutes sans fatigue et sans se reposer, font des promenades de plusieurs heures sans en être incommodés et montent les escaliers sans être essoufflés. Le sommeil est plus calme et plus réparateur, on n'observe plus ces insomnies, ces agitations subites, ces réveils en sursaut, ces cauchemars, etc., qui se montraient si fréquemment auparavant et devenaient si pénibles pour les malades. Cela tient à ce que l'orifice rétréci et les valvules qui l'entourent ayant déjà repris une partie de leur laxité, la cavité qui précède le rétrécissement reprend son élasticité, revient sur elle-même, perd une partie du volume qu'elle avait acquit sous l'influence de l'obstacle qui allait toujours croissant, agit sur le sang avec plus de force, celui-ci mieux battu et mieux confectionné est poussé jusqu'aux extrémités d'où il revient avec plus de facilité vers le centre circulatoire, aussi l'œdème des membres inférieurs qui se reproduisait chaque jour sous l'influence de la station debout, se dissipe-t-il et ne reparaît-il plus, ou s'il revient un peu, c'est seulement le soir sous l'influence des fatigues de la journée; lorsqu'il y a des intermittences dans le pouls, elles diminuent aussi graduellement jusqu'à devenir presque insensibles.

Si au lieu d'aller par gradation, on procédait brusquement, très-souvent les malades ne pourraient pas supporter les remèdes, parce que les irrégularités produites dans les fonctions du cœur par l'endurcissement des valvules, le rétrécissement des orifices cardiaques, etc., détruisant l'équilibre entre la circulation du cœur et des poumons, ceux-ci se congestionneraient et il en résulterait des palpitations, de l'oppression, de la toux, de la dyspnée et enfin un trouble général qui forcerait les malades à les suspendre et les empêcherait de profiter des seuls moyens curatifs qui puissent leur être offerts.

Du reste, les étuves et quelquefois même les bains de piscine de courte durée, à 40 degrés centig., me paraissent utiles, parce qu'ils déterminent des sueurs plus ou moins abondantes à l'aide desquelles le sang se débarrasse de matières éthérogènes qu'il charriait et déposait par erreur de lieu dans un organe indispensable à la vie, comme les dépôts goûteux se fixent dans les articulations et gênent leurs fonctions. Le surcroît d'activité modérée que prennent les battements du cœur pendant les étuves et la sudation, n'est pas inutile pour concourir à la guérison, le sang déjà pourvu par la boisson et l'aspiration de la vapeur de substances dissolvantes agissant avec plus de force et plus souvent contre les valvules et les parois des ventricules, désagrége et dissout plus facilement les matières *plastiques*, *fibrineuses*, *calcaires* ou *crétacées*, déposées sur ces parties, et produit plus aisément la résolution de l'engorgement de l'endocarde.

Un fait digne de remarque, c'est que le bien acquis est durable, et ne se perd plus que rarement.
D'autres attaques de rhumatisme peuvent survenir
et porter à peine leur action sur le cœur, aussi les
récidives sont-elles rares et lorsqu'elles ont lieu,
présentent-elles peu de gravité, comme nous en ver-
rons des exemples.

§ II. — *Durée du traitement.*

18 à 20 jours sont le maximum de la durée du
traitement, et encore, dans quelques cas, par exemple dans ceux où les parois de la cavité dilatée ont
déjà subi un certain degré d'amincissement, 12 à 15
jours suffisent, et voici pourquoi: si l'eau minérale a
la propriété de ramollir les parties indurées par l'a-
gent morbide, il ne faut pas perdre de vue qu'il ra-
mollit aussi les parties restées saines, et leur donne
de la flaccidité, enfin qu'elle diminue leur force de
résistance et peut-être même de cohésion, c'est encore la raison pour laquelle les eaux de Bagnols
ont une action si bienfaisante sur l'hypertrophie
concentrique du cœur; elles diminuent la force de
résistance et d'impulsion de ses parois et tendent à
rétablir l'équilibre entre les organes en modérant la
force d'impulsion exagérée du cœur.

§ III. — *Quel est le principe des eaux qui agit?*

M. Vernières pense que c'est le bicarbonate de soude,
et que les sources où cet agent domine, doivent être
préférées. De la part de mon honorable collègue cela
se comprend; il a fait ses observations aux sources
de Saint-Nectaire qui sont peut-être les plus chargées
de bicarbonate de soude après celles de Vichy, elles
en contiennent 2 grammes 8,330 ou près de 3 grammes par litre. Il était donc naturel qu'il rattachât les
guérisons obtenues dans son établissement à l'action

de ce corps. Je ne conteste pas positivement sa partiçipation, mais je suis loin de lui accorder toute la valeur que ce médecin veut bien lui attribuer; car les deux sources auxquelles j'ai opéré sont peu minéralisées et contiennent, relativement à celles de Saint-Nectaire, une petite quantité de bicarbonate de soude, savoir: l'eau de Chaudes-Aigues, 44 centig. sur 1 gramme environ de principes minéralisateurs par litre; celles de Bagnols, 22 centig. sur 62 centig.; enfin, celles du Mont-d'Or (source du grand bain), n'en contient que 40 centig. sur 1 gramme 43 de principes. Tandis que l'eau de Vichy, qui en fournit environ 5 grammes par litre, ne passe pas pour avoir une action bien puissante sur la maladie en question. Sans avoir la prétention absolue de substituer un autre agent au bicarbonate de soude, je dirai cependant que j'ai quelque raison de croire que la silice joue un rôle important dans la guérison de cette affection. En effet, après sa préparation et avant d'avoir été desséchée, la silice se présente sous la forme d'un précipité mou et gélatineux. Ne serait-ce pas ce corps qui, à un état de grande dilution, donnerait aux eaux thermales cette sensation d'onctuosité au toucher qu'on trouve dans un grand nombre d'entre elles, et qui, en se déposant dans les mailles des tissus indurés, pourrait leur communiquer ses propriétés et les ramollir? Ce n'est là, sans doute, qu'une hypothèse ou une présomption, mais elle me paraît mieux fondée que celle émise par M. Vernières.

ARTICLE CINQUIÈME.

OBSERVATIONS D'ANÉVRYSMES RHUMATISMAUX DU CŒUR TRAITÉS PAR LES EAUX DE BAGNOLS.

PREMIÈRE OBSERVATION.

*Rétrécissement de l'orifice aortique, induration des val-
vules sygmoïdes sans insuffisance notable, avec dilatation
du ventricule gauche.*

M. Firmin C...., 16 ans, propriétaire dans le Gard, tempérament lymphatico-nerveux, constitution délicate, vint à Bagnols le 14 juillet 1854; il était sujet depuis longtemps à des
douleurs rhumatismales périodiques, la dernière attaque avait eu
lieu dans le mois de mai précédent. Les douleurs avaient débuté
par le genou gauche, puis elles s'étaient portées sur le droit
et avaient successivement envahi les pieds, les mains, les
épaules, le cou, etc.; elles avaient existé sans fièvre, et il avait
pu continuer à se lever et même à faire quelques pas. M. C....,
était aussi sujet, depuis quelques temps, à des palpitations;
mais dans cette dernière attaque, elles avaient beaucoup
augmenté : il était survenu de l'oppression, de l'essoufflement
et de la dyspnée. Sous l'influence de la moindre course, le
cœur battait fort, il soulevait la poitrine même dans l'état de
repos, ses battements étaient séparés par un bruit de frottement
manifeste qu'on pouvait ainsi noter, *tic-fre-tac*, et son
volume était un tiers plus gros qu'à l'état normal par suite de

la dilatation du ventricule gauche; enfin, le pouls présentait quelques intermittences. Je diagnostiquai un rétrécissement de l'orifice aortique sans insuffisance notable des valvules sygmoïdes.

Je prescrivis l'eau en boisson pendant 2 jours à la dose de 2 à 4 verres, le 3me j'y ajoutai des bains à mi-corps à 35° centig., que je portai successivement à 38° en augmentant tous les jours d'un degré, le 7me jour il commença les bains de piscine de 10 minutes, après le 2me il transpira beaucoup, à dater du 9me jour il joignit au bain l'étuve dont la durée fut portée successivement de 4 à 6, 8 et 10 minutes; il les supporta très-bien, et continua à transpirer beaucoup. Après le 16me jour, il quitta Bagnols très-soulagé de ses douleurs et bien plus fort, il pouvait faire quelques promenades et marcher assez vite sans être essoufflé comme à son arrivée; la dyspnée avait diminué, les battements du cœur étaient plus réguliers et séparés par un léger bruit de frottement, il ne soulevait plus autant la poitrine, et son volume était un peu moindre.

M. C...., est revenu passer 15 jours à Bagnols en 1855, ainsi que je le lui avais recommandé. L'amélioration avait augmenté, le volume du cœur était presque revenu à son état normal, ses battements étaient réguliers, mais toujours un peu développés; il suivit le même traitement qu'en 1854, le supporta bien et partit dans un état de santé en rapport avec son tempérament. Ainsi, les effets consécutifs des eaux avaient amené la guérison, qu'une seconde saison à consolidée.

J'ai revu M. C.... à Bagnols, le 28 juillet 1857. Il s'était très-bien porté jusqu'à l'hiver de cette année, il avait pu chasser sans fatigue et se livrer à quelques travaux agricoles; mais alors il avait été repris de nouvelles douleurs rhumatismales dans les membres inférieurs après s'être mouillé les pieds et les jambes; sous l'influence de ces douleurs, les battements du cœur avaient augmenté de nouveau, et s'étaient accompagnés d'un bruit de souffle modéré après le premier bruit. En un mot, son endocardite avait récidivé mais à un degré beaucoup moins élevé que la première fois. Néanmoins, M. C...., qui avait occasion d'accompagner sa mère à Bagnols pour une fracture de clavicule en profita pour suivre un troisième traitement, qui réussit aussi bien que les précédents, car après 15 jours de l'usage des eaux, il marchait et courait assez vite sans être à beaucoup près essoufflé comme auparavant, ses battements de cœur étaient moins forts, plus réguliers, et séparés par un bruit de souffle très-léger.

DEUXIÈME OBSERVATION.

Endocardite rhumatismale , rétrécissement de l'orifice aortique, insuffisance légère des valvules sygmoïdes.

M. Auguste Gauthier, 26 ans, propriétaire-cultivateur dans la Haute-Loire, tempérament billieux, constitution moyenne, vint à Bagnols le 29 juillet 1854 pour se guérir d'un prurigo dartreux datant de 6 à 7 ans. A peu près vers la même époque, il commença à tousser et a toujours continué depuis ; il rendait des crachats épais surtout le matin, il éprouvait aussi des battements de cœur fréquents et très-étendus, accompagnés d'un bruit de souffle pouvant se noter ainsi : *tiree-taf*, ce qui indiquait un rétrécissement de l'orifice aortique, accompagné d'un peu d'insuffisance des valvules sygmoïdes. Les battements augmentaient beaucoup lorsqu'il courrait ou marchait un peu vite, le volume du cœur avait déjà pris un développement notable.

M. G.... suivit le même traitement que le précédent, et partit le 16me jour très-soulagé de son rhume et de son affection du cœur ; ainsi il pouvait faire de longues courses, marcher vite et monter un escalier sans être essoufflé comme avant le traitement. Les battements du cœur étaient fort diminués et presque réguliers, son volume était à peu près normal ; après son départ l'amélioration augmenta beaucoup, M. G.... put se livrer sans trop de fatigue aux travaux agricoles ; néanmoins, il revint en 1855 suivre le même traitement dont il se trouva très-bien. A la fin, les battements du cœur étaient normaux et son volume naturel, il ne toussait plus et était guéri de son prurigo dartreux.

Tout porte à croire que cette guérison s'est maintenue.

TROISIÈME OBSERVATION.

Anévrysme rhumatismal du cœur , rétrécissement de l'orifice aortique, induration et insuffisance des valvules sygmoïdes.

Mme B...., 30 ans, rentière à Nîmes, tempérament nerveux, constitution assez robuste, cheveux bruns, figure pâle, non réglée depuis 7 ans, se rendit à Bagnols le 7 juillet 1854, pour guérir des rhumatismes chroniques et rémédier à une stérilité qui durait depuis la même époque ; en conséquence de la prescription de son médecin, elle prit des douches sur les jambes, des étuves et but un verre d'eau minérale par jour; comme elle se trouvait enceinte sans le savoir, elle fit une fausse couche dont le produit indiquait environ deux mois de grossesse. Ce fut à ce moment qu'elle me demanda conseil.

Au bout de huit jours d'un traitement approprié à la circonstance, elle m'apprit qu'elle avait éprouvé plusieurs attaques de rhumatisme articulaire aigu. La première, qui avait eu lieu six ans auparavant, avait occupé la plupart des articulations des membres, et l'avait retenue 50 jours au lit; la deuxième, qui était survenue deux ans après, et s'était accompagnée d'une forte fièvre, l'avait empêchée de se lever pendant tout l'hiver. Cette fois même la convalescence ne fut pas franche, Mme B... traîna toute l'année et garda le lit deux mois l'hiver suivant, par suite de palpitations qui avaient succédé à cette seconde attaque. A l'époque où je la vis, l'affection du cœur datait donc de 4 ans. Elle était fort compliquée, les battements étaient fréquents, irréguliers, et chacun d'eux était suivi d'un bruit de souffle très-manifeste, surtout le premier. Ces bruits pouvaient être ainsi noté : *tirr-tarr — tirr-tarr*. Scientifiquement interprétés, ils indiquaient un rétrécissement très-prononcé de l'orifice aortique accompagné d'une induration et d'une insuffisance très-notable des valvules sygmoïdes; le premier bruit de souffle avait lieu au moment où le sang passait du ventricule gauche dans l'aorte, et le second lorsqu'une certaine quantité de sang refluait de l'aorte dans le ventricule par suite du choc en retour et à travers un orifice resté béant au centre des valvules sygmoïdes, dont l'induration n'avait pas permis le rapprochement complet. Au rétrécissement aortique avait succédé une dilatation considérable du ventricule gauche, car le volume du cœur était une fois et demie ce qu'il est à l'état normal; cependant, l'amincissement de ses parois ne devait pas être proportionné à l'excès du volume acquis, car la force des bruits et la facilité avec laquelle on les distinguait dans l'état de repos quoiqu'altérés, indiquaient assez qu'elles étaient susceptibles de revenir sur elles-mêmes, une fois que les obstacles au cours du sang auraient disparu; aussi n'y avait-il point d'enflure aux jambes, excepté un peu le soir.

Mme B.... ne pouvait ni monter, ni marcher d'un pas ordinaire sans être essoufflée et sans avoir de fortes palpitations, de la dyspnée et des étouffements qui l'obligeaient à se reposer très-fréquemment. Il y avait enfin des intermittences très-marquées dans le pouls.

Le traitement consista surtout en bains de baignoire à 33 ou 34° centig., en bains de pieds à eau courante, et en boisson de l'eau thermale n° 41 ; après le 8me jour , Mme B... commença à prendre quelques étuves dont elle augmenta successivement la durée, elle les supporta bien, transpira beaucoup et partit très-soulagée après le 15me jour.

L'appétit et le sommeil étaient revenus, elle avait repris de la force, faisait des promenades assez longues sans fatigue, les battements du cœur étaient plus modérés et plus réguliers , les bruits de frottement, quoique persistant, étaient moins forts et son volume avait sensiblement diminué ; enfin les intermittences du pouls étaient moins marquées, somme toute il y avait une amélioration très-manifeste, la maladie était véritablement en décroissance.

Mme B.... a éprouvé après son départ une amélioration successive tellement considérable qu'elle n'a pas jugé à propos de revenir à Bagnols. Ce n'est que le 20 juin 1857, trois ans après l'usage des eaux, que j'ai eu occasion de la revoir et de l'examiner chez elle.

Mme B.... n'avait pas eu d'attaque de rhumatisme depuis : 1° alors les battements du cœur étaient très-distincts, séparés seulement par un bruit de frottement remarquable, et pouvaient être ainsi notés : *tic-fre-tac*, au lieu de *tirre-tarre*, ce qui indiquait la disparition de l'insuffisance des valvules sygmoïdes, et que les parois du ventricule gauche étaient revenues sur elles-mêmes, et avaient recouvré une partie de leur force et de leur élasticité normale ; 2° le volume du cœur était beaucoup diminué, ainsi au lieu d'avoir un volume moitié plus grand que celui qu'il avait dans l'état ordinaire comme avant le traitement, c'est à peine s'il avait 1/4 en sus, ce qui annonçait une très-notable diminution dans le rétrécissement de l'orifice aortique, et un retrait considérable des parois du ventricule gauche ; 3° les intermittences du pouls étaient à peine appréciables ; enfin Mme B.... pouvait marcher et vaquer à toutes ses occupations sans autre incommodité que de légères palpitations sans importance.

Cette observation est fort remarquable en ce sens qu'elle démontre qu'une seule saison suffit quelquefois pour faire disparaître si non en totalité, du moins en grande partie, des lésions organiques d'une gravité extrême.

QUATRIÈME OBSERVATION.

Endocardite rhumatismale, rétrécissement modéré de
l'orifice aortique.

M. Pierre V...., 52 ans, propriétaire-cultivateur en Lozère, tempérament nerveux, constitution sèche, était atteint de sciatique gauche depuis 2 ans, la douleur s'étendait des reins où elle avait commencé jusqu'à la malléole externe. Depuis longtemps, il était sujet à des douleurs rhumatismales dans la région lombaire, et à des palpitations qui le gênaient beaucoup pour travailler. Il vint à Bagnols en 1854, il portait alors un léger rétrécissement de l'orifice aortique sans augmentation notable du volume du cœur. Il y avait un bruit de souffle entre les deux bruits du cœur qu'on pouvait ainsi noter : *tic-fre-tac*, palpitations, essoufflement et dyspnée en marchant et en montant un escalier ; il n'y avait ni intermittences dans le pouls, ni enflure des jambes.

Il prit des bains de piscine à 40° centig. à mi-corps et de 10 minutes, reçut la douche sur le membre douloureux, but chaque matin 3 à 4 verres d'eau thermale, et commença les étuves après le 4me jour. Il transpira beaucoup chaque fois, et partit après 14 bains et 8 étuves très-amélioré ; la respiration et la marche étaient beaucoup plus libres, malgré la persistance du bruit de souffle. L'amélioration continua après le départ, et chez lui, il put se livrer sans inconvénient à des travaux agricoles assez pénibles.

La sciatique ayant reparu sous l'influence d'un froid humide, V.... revint à Bagnols le 16 juin 1855 pour reprendre les eaux contre cette dernière maladie; les palpitations avaient complètement disparu, ainsi que la toux, la dyspnée et le bruit de souffle qui les accompagnaient ; il put dès lors prendre les eaux avec moins de ménagement, et partit cette fois guéri de sa sciatique.

CINQUIÈME OBSERVATION.

Anévrysme rhumatismal du cœur, rétrécissement de l'ori-
fice aortique, endurcissement des valvules sygmoïdes
sans insuffisance bien notable, hypertrophie concentrique
du ventricule gauche.

M. Etienne Favier, 29 ans, tempérament sanguin, constitution très-robuste, cheveux noirs, visage rouge, fournisseur de l'armée, fut pris vers la fin d'avril 1855 de douleurs rhumatismales dans diverses articulations; ces douleurs, qui s'accompagnaient d'enflure dans les parties malades, étaient survenues à la suite de saignées fortes et répétées faites dans le but de guérir des tournements de tête. Depuis quelque temps il éprouvait aussi des palpitations, de l'essoufflement et de l'oppression lorsqu'il montait ou marchait un peu vite. Fatigué de cet état, il se rendit à Bagnols vers la fin de juillet 1855 dans le but de s'en débarrasser.

Lorsque je l'examinai, je trouvai que les battements du cœur étaient séparés par un bruit de souffle très-marqué, que le premier était presque absorbé tandis que le second était très-distinct, ce qui indiquait un rétrécissement assez considérable de l'orifice aortique, et une induration des valvules symoïdes sans insuffisance encore notable, mais sur le point de naître.

L'oreille appliquée sur la poitrine était soulevée, et la percussion indiquait un accroissement assez grand du volume du cœur (12 centimètres de haut en bas et 11 centimètres en travers); enfin il y avait des intermittences dans le pouls qui était fort et vibrant. Tous ces signes annonçaient une augmentation de volume avec épaississement dans les parois du ventricule gauche, par conséquent une hypertrophie; de là, coups violents à la base du cerveau, injection du visage, tournements de tête et tendance à l'apoplexie.

M. F.... prit des bains tempérés à mi-corps de 3/4 d'heure à 34 ou 35° centigr., but 3 à 4 verres d'eau minérale, n° 41, prit la douche sur les articulations malades et sur les pieds, et commença le 6me jour les étuves progressives qu'il supporta très-bien, à part les petits accidents qui se développent ordinairement, sous l'influence de la fièvre thermale et qui cessèrent sous l'influence d'un purgatif salin.

Après avoir pris 15 bains et autant d'étuves qui produisirent des sueurs considérables, M. F.... éprouvait une amélioration très-notable, le bruit de souffle intermédiaire aux battements du cœur avait beaucoup diminué et ceux-ci étaient plus réguliers, bien distincts et moins forts, le volume de l'organe ne présentait plus que 10 centimètres de haut en bas et 9 centimères en travers. Les intermittences du pouls étaient pour ainsi dire nulles, enfin, il avait plus de force, marchait vite et montait sans être essoufflé.

M. F.... est revenu à Bagnols en juillet 1856; il avait passé un excellent hiver , sans éprouver ses tournements de tête et ses étourdissements , il avait pu vaquer à ses occupations sans inconvénient ; les bruits du cœur étaient bien distincts et naturels, mais cependant encore séparés par un bruit de frottement très-manifeste , le ventricule gauche était peu à peu rentré dans ses limites normales, et le pouls ne présentait plus d'intermittences.

M. F. prit les eaux comme l'année précédente, les supporta très-bien , et partit dans un état de santé très-satisfaisant.

Le 16 juillet 1857 ce malade revint uniquement pour consolider sa guérison , il n'éprouvait plus de douleurs dans les membres, et l'état du cœur s'était modifié si avantageusement pendant les deux saisons précédentes qu'il avait passé une excellente année : ainsi l'amélioration , loin de se démentir avait augmenté et il pouvait marcher et courir sans éprouver de palpitations et de dyspnée. Pendant son dernier séjour à Bagnols, il lui est souvent arrivé de faire des promenades de trois heures sur les montagnes sans être fatigué; cependant un bruit de frottement très-notable persistait encore entre les deux bruits du cœur, qui eux-mêmes étaient très-distincts. Ce malade n'est du reste pas le seul chez lequel j'ai constaté la persistance d'un sensible bruit de souffle après la guérison ou l'amélioration des symptômes qui accompagnent l'endocardite chronique.

Indique-t-il qu'une partie du rétrécissement persiste ou tient-il à une insuffisance de la valvule mitrale qui existait concurremment sans qu'on s'en fut aperçu? se confondait-il avait celui qui avait lieu à l'orifice aortique ? C'est ce que je n'ai pu expliquer. Toujours est-il qu'il ne nuit pas à la santé.

SIXIÈME OBSERVATION.

Rétrécissement très-prononcé de l'orifice aortique, induration et légère insuffisance des valvules sygmoïdes , dilatation du ventricule gauche , rétrécissement de l'orifice de l'artère pulmonaire.

M. D..., 56 ans, négociant à Nîmes , tempérament lymphatico-nerveux, constitution assez robuste , était sujet depuis dix ans à des rhumatismes goutteux caractérisés par des douleurs dans les pieds, les tarses, les métatarses et surtout dans les gros orteils. Ces douleurs avaient successivement gagné les jambes, les genoux et les épaules; les premiers accès furent légers et assez éloignés, mais peu à peu ils se sont rapprochés et ont duré plus longtemps, de huit jours à trois semaines. La douleur s'accompagnait de rougeur et d'enflure. Le dernier accès était à peine terminé lorsqu'il arriva à Bagnols, le 17 juillet 1856.

Lorsque M. D... se présenta dans mon cabinet, ce qui me frappa tout d'abord fut l'essoufflement, puis la bouffissure et l'aspect un peu cyanosé de la face.

M. D... ne pensait qu'à ses douleurs et ne se doutait pas du tout de l'affection qu'il portait au cœur; après avoir écouté son récit, je trouvai des intermittences très-marquées dans le pouls, et un bruit de frottement très-fort tirant sur le bruit de râpe entre les deux battements du cœur qui n'étaient pas très-distincts et donnaient à peu près la sensation suivante : *tirre-frac*. En ce moment ses jambes étaient très-enflées parce qu'il avait passé la nuit en voiture, mais ordinairement, l'enflure ne se manifestait que le soir, elle s'élevait jusqu'au-dessus des malléoles. M. D... toussait fréquemment et s'essoufflait aisément pour peu qu'il marchât un peu vite ou qu'il montât; du reste il ne pouvait faire plus d'une centaine de pas sans être obligé de s'arrêter et de se reposer.

Je reconnus chez lui un rétrécissement de l'orifice aortique accompagné d'induration des valvules sygmoïdes et d'une insuffisance notable de ces valvules, plus une dilatation du ventricule gauche. Je pensai aussi, vu l'aspect un peu cyanosé de la face, qu'il existait un peu de rétrécissement à l'orifice de l'artère pulmonaire.

D'après la force du bruit de souffle, la maladie du cœur devait être assez ancienne, dater de 5 ou 6 ans par exemple; cependant les parois des ventricules avaient conservé assez d'épaisseur, de force et d'élasticité pour pouvoir revenir sur elles-mêmes, *une fois l'obstacle disparu*.

Après 24 heures de repos, M. D... commença son traitement. Il prit pendant 4 jours un bain d'une heure à 35, 36, 37 et 38° centig. à mi-corps, un bain de pieds le soir d'un quart d'heure et but 2 à 4 verres d'eau thermale, n° 36, avec une cuillerée de sirop de digitale dans le premier. A dater du 5e jour, il y ajouta une douche de dix à douze minutes sur les articulations douloureuses et une étuve progressive de quatre à douze minutes. Une transpiration abondante s'établit, mais il survint aussi des symptômes assez actifs de fièvre thermale, tels que soif ardente, excitation, insomnie, inappétence, constipation, etc., qui se dissipèrent facilement sous l'influence d'une purgation saline, des opiacés et d'un jour de repos.

Vers les premiers jours du mois d'août, M. D... se trouvait déjà beaucoup mieux, ses jambes étaient plus fortes et l'enflure moins prononcée; il souffrait très-peu, marchait plus vite et plus longtemps, l'appétit et le sommeil étaient revenus. Au départ qui eût lieu le 7, il ne souffrait plus du tout, les battements du cœur, encore séparés par un bruit de souffle léger, étaient distincts et les intermittences du pouls à peine sensibles. Enfin, lui-même reconnut une amélioration très-grande dans son état. L'année 1857 fut très-bonne, il n'éprouva ni douleurs, ni accès goutteux, et se porta bien. Il revint à Bagnols du 9 juin au 1er juillet pour y suivre le même traitement qu'en 1856, alors, il n'y avait plus de toux, ni de dyspnée, il pouvait marcher trois heures sans se fatiguer en plaine ou en montant, les jambes ne s'enflaient plus le soir, il n'y avait plus d'intermittences dans le pouls, son teint était rose et clair, et les battements du cœur étaient bien distincts mais seulement séparés par un léger bruit de souffle. M. D... est encore revenu le 6 août 1858, pour de légères douleurs dans les pieds, mais relativement à la maladie du cœur, il est resté à peu près guéri, ou si avantageusement modifié qu'il n'éprouvait aucuns des accidents qui accompagnent l'endocardite rhumatismale; il n'y avait plus d'intermittences dans le pouls, le rétrécissement de l'origine de l'aorte avait complètement disparu, le cœur avait repris son volume normal, plus d'essoufflement, plus de dyspnée, marche facile. Les nouveaux accès de rhumatisme goutteux qu'il avait éprouvés pendant l'hiver n'avaient pas du tout porté leur action sur le cœur.

SEPTIÈME OBSERVATION.

Anévrysme rhumatismal du cœur, rétrécissement de l'orifice aortique, induration et insuffisance des valvules sygmoïdes, dilatation considérable du ventricule gauche.

Antoine Bayle, 19 ans, journalier à Arsène de Randon, près Châteauneuf-Randon (Lozère), tempérament lymphatico-nerveux, constitution en apparence délicate, se rendit à Bagnols, le 16 juillet 1856.

Trois mois auparavant, ce jeune garçon qui exerçait la profession de berger dans le Languedoc, s'étant mouillé, fut pris peu de jours après de douleurs rhumatismales dans toutes les parties du corps, peu de temps après il se joignit à ces douleurs des palpitations, de l'essoufflement et de la dyspnée, qui le forcèrent à quitter. sa profession et à revenir dans son pays. Le 9 juin, il entra à l'hopital de Mende où il fut traité par le docteur Monteils qui me l'adressa après que ses douleurs eurent cédé, pour le traiter de son anévrysme rhumatismal du cœur.

Lorsqu'il se présenta à ma consultation, Bayle avait le visage pâle avec des plaques d'un jaune terreux. Il était anémique et maigre, après l'avoir interrogé, j'examinai l'état du cœur ; les deux battements étaient séparés par un bruit de souffle très-fort, le premier était retentissant, et le second à peine perceptible, on entendait seulement terr-frac—terr-frac, ou bien quelque chose comme verr-ouf—verr-ouf, ces battements étaient perceptibles dans une grande étendue, l'oreille et la paroi antérieure de la poitrine étaient soulevées chaque fois ; le soulèvement de la poitrine était très-facile à voir même à travers ses vêtements, elle était douloureuse au toucher et présentait une voussure très-manifeste dans la région précordiale. La percussion indiquait que le ventricule gauche avait subi une grande dilatation, le volume du cœur pouvait être estimé à une fois 1/2 au moins son volume ordinaire ; mais la dilatation existait sans amincissement notable des parois et sans perte de leur élasticité comme l'indiquait la force d'impulsion du premier battement ; par conséquent, le pronostic n'était pas défavorable, il y avait aussi quelques intermittences dans le pouls qui était fréquent. La respiration était courte et la parole brève et entre-coupée lorsqu'il parlait, les jambes n'enflaient que vers le soir, il ne pouvait marcher que lentement et avec des repos fréquents, les autres organes de la poitrine étaient sains.

Je prescrivis à Bayle les bains particuliers d'une heure chacun à 33, 34, 35, 36, 37 et 38° centig. ; mais comme malgré toutes les réclamations que j'ai pu faire à ce sujet, ces bains ne sont jamais accordés aux indigents, Bayle au lieu de recevoir des bains à température sucessivement croissante entra d'emblée dans la piscine à 42 degrés où l'air ne se renouvelle pas, il fut tellement impressionné par cette chaleur vive et subite qu'il en sortit presque suffoqué au bout de 4 à 5 minutes, il fut même obligé d'y renoncer et de se contenter de l'étuve où il y a trois salles dont la température augmente graduellement. Il y resta progressivement de 5 à 15 minutes, chaque fois, il transpira beaucoup pendant une heure au moins après le remède, il prit tous les matins 2 à 4 verres d'eau de la source ferrugineuse douce, et un bain de jambes d'un quart d'heure à eau courante.

Bayle finit par bien supporter son traitement après avoir éprouvé dans le début une grande excitation, de l'insomnie, des cochemars nocturnes, etc.; à dater du 11e jour un mieux très-sensible se manifesta, l'appétit, le sommeil et la force revinrent et augmentèrent successivement et avec rapidité; après 16 jours de l'usage des eaux il quitta Bagnols dans l'état suivant : les battements du cœur étaient plus distincts et le bruit de souffle moins fort, on pouvait les noter ainsi : *tic-fre-tac*, les intermittenses du pouls étaient presque nulles et le volume du cœur avait beaucoup diminué, il était plus fort, faisait des courses assez longues sans être fatigué ni essoufflé, sa parole n'était plus brève et entre-coupée, son teint était rosé, et il avait repris un peu d'embonpoint.

Bayle est revenu à Bagnols le 19 août 1857, l'action consécutive des eaux avait été merveilleuse pour lui, après son retour chez lui, l'amélioration obtenue augmenta considérablement, mais seulement après le premier mois, de sorte que dès le 10 septembre 1856, il put retourner dans le Languedoc pour y reprendre la profession de berger, il passa un excellent hiver et put exécuter des travaux pénibles tels que de piocher les vignes et le jardin de la maison où il était loué pendant plusieurs heures par jour sans en ressentir la moindre fatigue et la moindre incommodité, si bien qu'il se croyait entièrement guéri; cependant, il n'en était pas ainsi, car après avoir pris un bain froid dans la rivière en juin 1857, les mouvements sans être très-douloureux, devinrent plus difficiles, et le travail plus fatiguant, il fut repris de palpitations et d'essoufflements qui le mirent dans la nécessité de cesser tout travail pénible et surtout de piocher et de faucher, il dut se borner à labourer et à ramasser le foin.

Lorsqu'il arriva à Bagnols, le 19 août, le repos qu'il avait pris depuis quelque temps et la cessation de travaux manuels, avaient déjà produit une modification très-avantageuse dans la recrudescence de l'endocardite produite par le bain froid du mois de juin ; ainsi les bruits du cœur étaient très-distincts et le bruit de souffle intermédiaire à peine perceptible, son volume était à peu près normal, et le pouls très-régulier, il n'y avait plus d'essoufflement et de dyspnée en marchant et à peine en courant. Cette fois il prit sans inconvénient un bain de piscine à 42° centig. de 15 à 20 minutes chaque matin, une étuve de même durée le soir, et but 3 à 4 verres d'eau n° 36, le matin, il continua ce traitement jusqu'au 31 août, transpira beaucoup après chaque remède, et partit le 1er septembre entièrement guéri comme l'ont constaté M. Monteils, docteur en médecine à Mende, et M. Casimir Rouvière, docteur en médecine à Largentière (Ardèche), qui était venu prendre les eaux de Bagnols pour un cas analogue.

HUITIÈME OBSERVATION.

Rétrécissement de l'orifice aortique, légère insuffisance des valvules sygmoïdes, hypertrophie passive du ventricule gauche.

Tersol (Jean) dit Allignan, 47 ans, commune de Pibrac, canton de Langeac, haute-Loire, charpentier, tempérament lymphatico-sanguin, constitution robuste, se rendit à Bagnols le 8 juillet 1856.

Depuis 7 mois environ, Tersol éprouvait des douleurs rhumatismales dans le creux de l'estomac et autour de la ceinture. Ces douleurs s'étendirent successivement jusqu'au milieu du dos et aux épaules; vers la même époque, il fut pris de palpitations s'accompagnant d'essoufflement et de dyspnée sous l'influence de son travail habituel auquel il cessa bientôt de pouvoir se livrer.

Lorsque Tersol vint me consulter, il avait une grande pâleur du visage et se trouvait dans un état anémique indiquant assez qu'il avait souffert de grandes privations; les battements du cœur étaient séparés par un bruit de souffle très-appréciable mais d'une force modérée. Le premier bruit était plus fort que le second qui était presque voilé. La percussion indiqua une augmentation sensible du volume du cœur portant sur le ventricule gauche dont les parois conservaient leur force et leur élasticité. A cela il se joignait des intermittences dans le pouls, un peu d'infiltration dans les jambes surtout le soir, de la bouffissure, des palpitations, de l'essoufflement et de la dyspnée pendant la marche; il était obligé d'aller à pas comptés, même sur un plan horizontal et montait avec beaucoup de peine. Nous avions donc à faire à un rétrécissement de l'orifice aortique à un degré moyen, à une dilatation du ventricule gauche, dont le volume pouvait être un tiers plus gros qu'à l'état nor-

mal, et dont les parois avaient conservé leur force et leur ressort, en grande partie du moins. Tersol mangeait peu chaque
fois, mais il avait besoin de manger souvent; ses digestions
étaient pénibles, il avait des pesanteurs à l'estomac et rendait
des rots aigres ou nidoreux.

Tersol fut obligé comme le précèdent de débuter par des
bains de piscine à 42° centig. parce qu'il n'était pas en état de
payer des bains particuliers. Il parvint à y rester de 5 à 10
minutes progressivement sans trop souffrir. Un peu plus tard il
put y joindre quelques douches sur les reins et les épaules et
quelques étuves de 5 à 15 minutes pour faciliter et augmenter
la sudation. Enfin il débuta par 2 verres d'eau n° 36, qu'il
porta successivement jusqu'à 6, il suivit ce traitement pendant
16 jours, il en fut vivement impressionné dans les premiers
temps, mais enfin, il arriva au terme sans encombre; pendant
sa durée, il transpira beaucoup chaque matin. Comme ce malheureux n'avait pu, faute de ressources suffisantes, prendre
une nourriture assez abondante et suivre un régime assez for-
tifiant pour résister aux pertes qu'il faisait journellement, au
moment du départ il me parut n'avoir éprouvé aucune amélioration, si bien que je considérai ce cas comme négatif, par
suite de complications que je n'avais pu déterminer; j'étais même persuadé que Tersol ne surviverait pas longtemps à son affection, et que je ne le reverrais plus. Quel ne fut donc pas
mon étonnement lorsque le 3 juillet 1857, je le vis apparaître
dans mon cabinet dans un état bien différent de celui dans lequel il était lorsqu'il avait quitté Bagnols l'année précédente! Alors les battements du cœur étaient régularisés, le
premier était bien encore un peu plus fort que le deuxième,
mais la difffférence était moins grande, le bruit de souffle intermédiaire n'existait presque plus, il était réduit à l'état d'on-
dulation, le cœur était encore un peu plus gros qu'à l'état
ordinaire, mais il n'y avait plus d'intermittences dans le pouls
et les jambes n'étaient plus enflées le soir, il marchait assez
vite et pouvait monter sans essoufflement et sans dyspnée no-
tables; enfin, depuis quelques mois, Tersol avait pu se livrer
à quelques travaux manuels sans en être incommodé.

Que s'était-il passé entre les deux saisons pour qu'un chan-
gement aussi avantageux se fut manifesté dans son état? Le
voilà : sur ma recommandation de ne faire aucun travail manuel,
que du reste il n'aurait pu exécuter après son retour chez lui,
Tersol passa 8 mois à l'hôpital de Langeac; là, sans autre
traitement que le repos et une nourriture convenable, l'effet

conséculif des eaux se produisit , et tous les symptômes de sa grave maladie s'amendèrent , il put entreprendre quelques travaux de charpenterie et revenir à Bagnols , où personne ne s'attendait à le revoir dans un état d'amélioration aussi surprenant.

Le pauvre Tersol m'inspira un vif intérêt car il était père d'une nombreuse famille en bas âge, que sa maladie privait des ressources de son travail et réduisait à la misère. Je le plaçai donc chez un hôtelier à qui je recommandai de lui fournir une nourriture saine et substantielle. Je lui fis administrer le traitement thermal progressif et suivant les règles de l'art pour éviter toute espèce d'accident , et une abondante quête le mit en état de se donner les soins consécutifs nécessaires.

Au départ qui eut lieu le 18 juillet , Tersol pouvait être considéré comme guéri ; les battements étaient bien régularisés sans bruit de souffle intermédiaire , le rétrécissement aortique avait disparu ainsi que l'hypertrophie passive du ventricule ; son teint était rose et fleuri , l'anémie avait cessé. Il agitait ses bras , levait et portait des fardeaux sans difficulté , il marchait et courait assez vite , enfin il sautait et montait un escalier de deux étages sans être plus essoufflé qu'une personne bien portante. Avec la santé était revenue la gaîté.

Immédiatement après son retour chez lui , il se mit à travailler de son état de charpentier jusqu'au 20 octobre sans en être incommodé , quoique prenant beaucoup de peine. Ce jour là, sans signe précurseur, il fut pris tout-à-coup d'un vomissement de sang liquide et noir , il en rendit environ un litre , garda le lit trois semaines et se fit admettre à l'hospice de Langeac où il resta jusqu'au mois d'août. En février 1858, il vomit encore beaucoup de sang noir et caillé : il fut très-affaibli, néanmoins il se rétablit et revint à Bagnols le 17 août. Malgré cet accident, l'état du cœur était très-satisfaisant , ses battements étaient réguliers et très-distincts , sans bruit de souffle intermédiaire ; les quelques palpitations qu'il éprouvait en montant tenaient à l'anémie résultant de la grande quantité de sang qu'il avait perdue. — Au départ qui eut lieu le 1er juin , Tersol était rentré dans son état normal.

NEUVIÈME OBSERVATION.

Rétrécissement de l'orifice aortique , induration et légère insuffisance des valvules symoïdes.

Arsier, Jean, 27 ans, mineur à la Grand-Combe (Gard), tempérament billieux, sanguin , constitution robuste , vint à Bagnols le 15 juillet 1856. Dix-huit mois auparavant il avait été atteint d'un rhumatisme articulaire aigu qui l'avait retenu deux mois au lit.Après sa guérison,il était resté quatre mois sans travailler, et atteint de palpitations qui le fatiguaient beaucoup. Depuis quatre mois , de nouvelles douleurs s'étaient développées dans le poignet gauche qui était devenu très-gonflé ; sous l'influence d'un traitement approprié la tuméfaction avait disparu , mais il conservait toujours des douleurs assez fortes pour l'empêcher de travailler. En outre, ses palpitations avaient toujours été en aug- mentant , les battements du cœur étaient séparés par un bruit de souffle très-manifeste , le premier était plus fort que le se- cond qui était presque voilé , parce que le ventricule gauche était obligé de faire plus d'efforts pour pousser le sang dans l'aorte à travers son orifice rétréci , de plus , il était plus déve- loppé et dilaté passivement ; néanmoins , il conservait beaucoup de force et d'élasticité , il y avait un peu d'irrégularité dans le pouls ; lorsqu'il montait, marchait vite ou voulait travailler , il s'essoufflait facilement , était oppressé et avait des battements plus forts.

Il prit trois bains de baignoire à mi-corps à 35, 36 et 37°, de 50 à 60 minutes ; à dater du quatrième jour il commença les bains de piscine de 10 à 15 m. et les étuves progressives, y joignit un bain de jambes le soir et 3 à 4 verres d'eau thermale n° 36 , le matin à jeun ; il transpira beaucoup après chaque bain, et supporta très-bien son traitement. Le 24 juillet il allait déjà beaucoup mieux, et il partit le 28 après 14 jours de l'usage des eaux , très-amélioré de l'endocardite et de ses douleurs. Les deux battements du cœur étaient bien réguliers , ils n'étaient plus séparés par un bruit de souffle , on entendait très-distinc- tement le tic-tac, ce malade pouvait marcher et courir sans être essoufflé et sans avoir des palpitations incommodes , en un mot il se trouvait très-bien et très-satisfait.

Je n'ai pas revu ce malade depuis, mais tout porte à croire que s'il n'est pas revenu, c'est que la guérison se sera non- seulement maintenue, mais consolidée comme cela arrive dans la grande majorité des cas, d'ailleurs s'il n'avait pas été guéri, ou s'il y avait eu récidive, l'administration des mines de la Grand-Combe, en présence de l'amélioration obtenue la première fois, tient trop à conserver les ouvriers habitués aux travaux des mines , pour avoir négligé de le renvoyer à Bagnols.

DIXIÈME OBSERVATION.

Rétrécissement de l'orifice aortique, insuffisance modérée des vulvules sygmoïdes.

Fénéra Jean, cocher à Riom, chez M. de Romeuf, 41 ans, tempérament lymphatico-billieux, constitution moyenne, arriva à Bagnols le 20 août 1856.

Cet homme éprouvait depuis quatre à cinq ans une douleur assez vive dans le voisinage de l'articulation coxo-fémorale droite, cette douleur était plus forte l'été que l'hiver. Elle augmentait surtout beaucoup sous l'influence des temps d'orage. C'était une sciatique de nature rhumatismale. Depuis trois ans, il se plaignait en outre de palpitations qui avaient toujours été en augmentant, et étaient surtout devenues fatiguantes depuis l'hiver dernier. Les battements du cœur étaient séparés par un bruit de souffle, le premier était très-fort et le second presque nul ; ce qui indiquait un rétrécissement de l'orifice aortique accompagné d'un peu d'insuffisance des vulvules sygmoïdes. En outre, il y avait hypertrophie passive du ventricule gauche, irrégularités du pouls, enflure des jambes jusqu'au-dessus des malléoles le soir, palpitations, essoufflement et dyspnée en marchant un peu vite.

Fénéra envoyé par erreur à la piscine dès le début, en sortit presqu'asphyxié au bout de cinq minutes, les battements du cœur devinrent si forts et si violents qu'il ne put résister à la chaleur et à l'air concentré qu'on y respire, heureusement pour lui que les parois du ventricule dilaté n'avaient pas encore perdu leur force d'impulsion, et leur élasticité, car le cœur aurait pu se rompre et le malade succomber sur place.

Je lui prescrivis trois bains particuliers à 35, 36 et 37° centig. d'une heure chacun et à mi-corps, un bain de jambes le soir et trois à quatre verres d'eau minérale numéro 36, à dater du quatrième jour, il prit un jour le bain de piscine et la douche, le jour suivant, l'étuve et la douche où il resta progressivement de cinq à quinze ou dix-huit minutes. Alors il supporta bien l'eau thermale, transpira beaucoup chaque fois et commença à éprouver un mieux très-sensible le onzième jour. Le 4 septembre il quitta Bagnols très-soulagé de ses palpitations et de sa douleur, les deux battements du cœur étaient très-distincts et séparés par un bruit de souffle à peine perceptible, le premier était encore plus fort que le second, son volume avait sensiblement diminué, enfin il faisait de longues promenades sur la route et sur les montagnes sans en être incommodé.

Fénéra n'a pas eu besoin de revenir, les restes de l'endocardite ont complètement disparu avec le temps.

ONZIÈME OBSERVATION.

Madame Louise Marie, religieuse à St-P. (Loire), 49 ans, tempérament lymphatico-nerveux, constitution délicate, fut prise il y a dix-huit mois de douleurs rhumatismales dans la hanche gauche, au bout de quelques temps cette douleur s'étendit à la partie postérieure de la cuisse et de là jusqu'au pied sous forme de sciatique.

Depuis dix mois madame... avait été prise de palpitations qui avaient augmenté peu à peu, et étaient devenues assez fatigantes; cependant elle ne s'était rendue à Bagnols, le 29 juin 1856 que dans l'intention de se faire traiter de ses douleurs; néanmoins en l'examinant attentivement, je reconnus une endocardite de nature rhumatismale assez avancée, les batttements de cœur étaient séparés par un bruit de souffle très-prononcé; le premier était fort et retentissant, tandis que le deuxième était faible et voilé. Ce qui annonçait un obstacle à l'orifice de l'aorte et la nécessité pour le ventricule gauche de se contracter avec plus de force pour le vaincre, aussi avait-il déjà subi une dilatation assez considérable sans que ses parois eussent encore rien perdu de leur force et de leur élasticité; en outre il y avait des palpitations, de l'essoufflement et de la dyspnée en marchant.

Cet état s'accompagnait d'une petite toux, et quelquefois il y avait un peu de sang rouge mêlé avec ses crachats.

Mme... prit cinq bains à mi-corps et à 34, 35, 36, 37 et 38° centigrades de 40 à 50 minutes, et but de 1 à 2 verres d'eau de la source ferrugineuse douce à dater du sixième jour, elle joignit au bain une étuve progressive de 5 à 15 minutes; la transpiration s'établit régulièrement et sans force; vers le 19 juillet, elle commença à éprouver un mieux très-sensible, le sommeil et l'appétit revinrent, les forces augmentèrent, et le 15 mai elle put partir dans un état très-satisfaisant.

DOUZIÈME OBSERVATION.

Rétrécissement de l'orifice aortique, endurcissement et insuffisance très-notable des valvules sygmoïdes, congestions et catarrhes pulmonaires périodiques devenus presque permanents.

M. G..., 56 ans, négociant de soieries à Lyon, tampérament lymphatico-sanguin, constitution très-robuste, ayant beaucoup d'embonpoint, me fut adressé à Bagnols par M. Brachet, professeur à l'École de Médecine de cette grande ville; il y arriva le 4 juillet 1856.

M. G. me raconta qu'il avait été atteint de douleurs rhumatismales dans le bras gauche et que ces douleurs avaient disparu depuis 4 ans. A peu près vers la même époque, il devint sujet à s'enrhumer périodiquement et à des palpitations ; peu à peu ses rhumes dégénérèrent en une affection catarrhale s'accompagnant de congestion vers les organes respiratoires, d'oppression, de toux et de crachats abondants. Cet état durait depuis environ un mois, et se renouvelait trois à quatre fois par an. depuis quatre à cinq mois, les accès se rapprochaient, duraient plus longtemps, et semblaient vouloir devenir permanents; les palpitations avaient aussi beaucoup augmenté, il ne pouvait marcher ni vite ni longtemps, ni prendre la moindre peine sans les voir accroître. En montant un escalier surtout, il était pris d'essoufflement, de dyspnée et de toux qui l'obligeaient à s'arrêter. Sa respiration s'accompagnait de râles muqueux, qui la rendaient très-bruyante. Il ne pouvait garder la position horizontale dans son lit; pour dormir il fallait qu'il eût la tête et le tronc élevés et soutenus par plusieurs oreillers, l'appétit était bon, il mangeait même trop.

A son arrivée à Bagnols, M. G. se trouva très-fatigué par le voyage, et obligé de garder le lit pendant quelques jours; lorsque je l'examinai, je trouvai la moitié inférieure des poumons congestionnée et sa respiration bruyante et mêlée de râles muqueux. Sa figure était animée et ne présentait point de couleur violacée...

En étudiant les battements du cœur, je trouvai qu'ils étaient forts quoique peu distincts, ils se terminaient l'un et l'autre par un bruit de frottement et pouvaient être ainsi notés : tirre-tarre —, tirre-tarre, ce qui indiquait clairement un rétrécissement de l'orifice aortique compliqué d'endurcissement et d'insuffisance des valvules sygmoïdes occasionnant le reflux d'une certaine quantité de sang dans le ventricule gauche. Le volume du cœur était au moins un tiers plus grand qu'à l'état normal, et la force de ses battements annonçait que ses parois au lieu d'être amincies avaient plutôt acquis un peu plus d'épaisseur. Le pouls était fréquent à 80 et vibrant, il présentait quelques intermittences, enfin les jambes étaient enflées le soir jusqu'au-dessus des malléoles.

Les congestions pulmonaires me parurent avoir coïncidé avec l'endocardite, avoir augmenté avec elle en intensité et en fréquence, en un mot avoir suivi toutes ses phases. Je pensai en conséquence qu'elles iraient en décroissant à mesure que l'affection du cœur diminuerait. Le pronostic se trouvait ainsi assez favorable.

Comme j'avais affaire à un sujet vigoureux, je pratiquai à M. G... une assez forte saignée du bras, pour dégager les systèmes circulatoire et respiratoire, et je lui administrai ensuite un émétique qui lui fit rendre beaucoup de bile ; deux jours après, il fut en état de commencer le traitement thermal, qui consista pendant les premiers jours, en bains à mi-corps, à température successivement croissante depuis 34 jusqu'à 38° centig., en bains de pieds à 40° et en boisson ; le sixième jour, il joignit au bain une étuve dont la durée fut peu à peu portée de 5 à 15 minutes, la transpiration s'établit facilement et sans accident, elle devint très-abondante pendant une heure chaque matin ; à dater du douzième, il ressentit une grande amélioration. La marche était plus facile, plus assurée et moins fatiguante, la toux était fort diminuée, ainsi que l'oppression et la dyspnée ; enfin, le sommeil était plus calme, il n'avait pas besoin d'avoir la tête aussi élevée. L'amélioration augmenta encore jusqu'à l'époque du départ, qui eût lieu le 22 juillet, après 16 jours de l'usage des eaux.

Voici la note que j'ai prise le 21 au soir : l'oppression n'existait plus, les râles muqueux qui accompagnaient la respiration avaient disparu, M. G... toussait seulement le matin et rendait quelques crachats, les battements du cœur étaient régularisés et distincts, on n'entendait plus qu'un léger bruit de souffle entre le tic-tac, enfin, le volume du cœur était presque normal, ce qui annonçait une résolution quasi complète de l'endocardite et du catarrhe pulmonaire qui en était la conséquence.

M. G... est revenu à Bagnols le 30 juin 1857, il avait passé un excellent hiver et n'avait pour ainsi dire ni toussé, ni craché, il n'était plus essoufflé, la respiration était pure et sans mélange de râles, les battements du cœur étaient réguliers et séparés par un bruit de frôlement à peine perceptible.

L'endocardite et la congestion pulmonaire avaient donc à peu près entièrement disparu. A son arrivée, il pouvait facilement monter un escalier et marcher assez vite en montant, sans être essoufflé malgré sa corpulence. Enfin, il pouvait se coucher horizontalement sans être pris de dyspnée; il y avait en un mot une énorme amélioration équivalent à une guérison.

M. G.., après 2 bains de baignoire à 36° centig., put supporter les bains de piscine et les étuves à 40°. Néanmoins vers le septième jour il fut pris d'une épistaxis très-abondante qui nécessita le tamponnement des fausses nasales pour pouvoir être arrêtée. J'attribuai cette hémorragie à l'usage de bains trop chauds; à dater de ce moment, il ne prit plus rien jusqu'à son départ.

En 1858, dans une visite que je fis à ce bon et excellent Brachet si savant et si modeste, une des gloire de la célèbre école de Médecine de Lyon, trop tôt ravi à la science et à ses amis, il m'apprit avec bonheur que notre malade dont il désespérait avant qu'il eut fait usage des eaux de Bagnols, continuait à se porter très-bien, et qu'il considérait sa guérison comme complète et définitive. « Persévérez, mon cher collègue, ajouta-t-il, persévérez dans vos études, car votre découverte présente un haut intérêt au point de vue scientifique » et thérapeutique. »

TREIZIÈME OBSERVATION.

Rétrécissement considérable de l'orifice aortique, induration et insuffisance des valvules sygmoïdes.

M. Vassal, Hyppolite, 24 ans, commis en rubans à Joussieu (Loire), tempérament lymphatico-nerveux, constitution moyenne, me fut adressé à Bagnols en 1857 par M. le docteur Labruyère de Montfaucon.

Le 15 janvier 1857, il avait été pris de douleurs rhumatismales presque générales, et de rhumatisme articulaire aïgu qui avait suivi toutes les grandes articulations et l'avait retenu au lit pendant trois mois et demi. Le traitement avait consisté en tisane nitrée, 20 sangsues au genou droit et la diète pendant deux mois et demi. Ce fut en ce moment alors que les douleurs avaient disparu et que les articulations commençaient à devenir libres, qu'il éprouva des douleurs au cœur, et qu'il lui survint une endocardite et probablement aussi une péricardite qu'on traita par l'application d'un vésicatoire sur la région précordiale, de sangsues et de ventouses autour du vésicatoire. Enfin après trois mois et demi , il commença à se lever , en conservant des raideurs dans les articulations et des palpitations. Depuis lors jusqu'au 30 juin, époque à laquelle il arriva à Bagnols , les raideurs et les douleurs articulaires diminuèrent peu à peu, mais les battements de cœur augmentèrent , voici l'état dans lequel je le trouvai lorsque je l'examinai :

Pâleur du visage , respiration courte, palpitations très-fortes visibles à l'œil nu à travers les vêtements , soulèvement de la poitrine à chaque contraction du cœur , douleur très-forte et voussure très-manifeste de la poitrine dans la région précordiale. La marche très-lente, même à pas comptés, augmentait beaucoup les palpitations ; il s'arrêtait souvent, avait beaucoup de peine à monter un escalier, il se reposait fréquemment en le montant, et avait des éblouissements lorsqu'il se baissait ; le voyage l'avait beaucoup fatigué.

Etat du cœur : augmentation considérable du volume de l'organe, qui était au moins une fois et demie aussi gros qu'à l'état ordinaire ; l'augmentation de volume portait sur le ventricule gauche, bruit de souffle très-marqué et très-prolongé entre les deux battements. Le premier était faible et peu distinct et le second se confondait presqu'entièrement avec le bruit de souffle. Je les notai ainsi : terre-ouv, — terre-ouv, ce qui indiquait un obstacle difficile à surmonter à l'orifice aortique , une induration et une forte insuffisance des valvules sygmoïdes, puis enfin un amincissement et une perte de ressort déjà très-notable des parois du ventricule gauche , par conséquent un pronostic très-grave, tel était du reste l'avis du docteur Labruyère. M. Vassal n'avait pas d'appétit, cependant ce qu'il mangeait passait bien. Le sommeil était troublé par des rêves , il se réveillait en sursaut , ne pouvait rester couché horizontalement, il fallait que la tête fut très-élevée.

Traitement pendant 4 jours : il but seulement 2 à 3 verres d'eau de la source ferrugineuse douce, et prit des bains de jambes pour lui donner le temps de s'acclimater et de se reposer. A dater du cinquième jour, il y joignit des bains à mi-corps de demie heure à trois quarts d'heure et à température successivement croissante depuis 33° jusqu'à 38° centig. qu'il supporta très-bien. Après le 3e bain, la transpiration s'établit et continua les jours suivants. Le 11e jour , il commença les étuves où il resta peu à peu de 5 à 15 minutes. Après chaque étuve, il eût des sueurs abondantes à la suite desquelles il éprouva un soulagement très-grand. Ainsi vers le 15e jour , la douleur de la région précordiale et le bruit de souffle diminuèrent, les battements du cœur devinrent plus réguliers et plus distincts, l'appétit augmenta, le sommeil fut plus calme et plus réparateur, il put marcher avec plus de facilité et plus longtemps sans se fatiguer. Au départ qui eut lieu le 24 juillet, le volume du cœur avait beaucoup diminué, le bruit de souffle était réduit à un frôlement, et les battements étaient distincts et réguliers; ce qui indiquait que l'obstacle situé à l'orifice aortique avait en partie disparu, et que les parois du ventricule gauche revenues sur elles-mêmes, avaient repris une partie de leur force et de leur élasticité.

Au mois de juin 1858, M. Vassal revint passer 45 jours à Bagnols; il me dit que deux mois après son départ l'amélioration était devenue considérable, qu'il avait pu alors faire des courses d'une heure sans être fatigué en marchant assez vite, que l'appétit et le sommeil étaient devenus excellents et que la voussure et les douleurs de la région précordiale avaient complètement disparu, enfin qu'il se regardait comme entièrement guéri. Mais qu'au mois de mars, à la suite d'un grand chagrin, il lui était survenu une récidive, que de nouveaux troubles s'étaient manifestés dans les battements du cœur, qu'ils avaient été bien moins forts que la première fois, il est vrai, et que depuis ce temps là, il avait été moins bien.

M. Vassal a pu suivre un traitement plus actif que l'année précédente : augmenter la boisson de l'eau thermale et prendre des bains de piscine et des étuves qui l'ont fait transpirer abondamment.

A la fin de ce traitement, il n'éprouvait plus de douleur à la région précordiale. Les battements du cœur étaient distincts et faciles à percevoir, on ne distinguait plus entre ces deux battements qu'un léger bruit de souffle paraissant tenir soit à la persistance d'une partie du rétrécissement de l'orifice aortique, soit à un peu d'insuffisance de la valvule mitrale et masqué jusqu'ici par le bruit qui se passait à l'orifice aortique. Le volume du cœur avait beaucoup diminué il n'était pourtant pas encore revenu à l'état normal, le premier bruit conservait aussi une force assez grande, du reste la santé générale était très-bonne, l'appétit et le sommeil étaient excellents et les forces étaient revenues.

Suivant toutes les probabilités, sous l'influence de l'action consécutive des eaux de cette seconde saison, cet intéressant malade aura repris une santé aussi parfaite que possible.

QUATORZIÈME OBSERVATION.

Rétrécissement moyen de l'orifice aortique.

M. Laval, Isidore, 14 ans, étudiant à Nîmes (Gard), tempérament lymphatique, constitution moyenne, fils de parents aisés, fut atteint au mois d'avril 1857 d'un rhumatisme musculaire et articulaire aigu qui l'obligea à garder le lit pendant 25 jours. A la suite de ce rhumatisme il survint des palpitations qui s'opposèrent à ce qu'il put reprendre ses études. Il vint à Bagnols le 15 juillet de la même année, et le 16 lorsque je l'examinai, je trouvai les battements du cœur séparés par un bruit de souffle prolongé, le premier était plus fort et plus marqué que le second qui était presque absorbé. On pouvait ainsi les noter : *tic-fre ac*, le ventricule gauche avait subi une dilatation notable qui augmentait très-sensiblement le volume de l'organe. M. Laval était donc atteint d'un rétrécissement moyen de l'orifice aortique ; de plus, il était très-pâle, s'essoufflait facilement en marchant et avait le pouls fréquent à 90 ou 92.

Il but les eaux pendant 2 jours et prit des bains de jambes très-chauds. A dater du troisième, il commença le traitement progressif qu'il supporta très-bien, après le quatrième bain il commença à transpirer et continua chaque jour à suer beaucoup.

Au départ qui eut lieu le 1er août, M. Laval n'avait pas encore éprouvé d'amélioration sensible ; ce ne fut que deux mois après son retour chez lui que l'amélioration commença à se manifester, encore ne fut-elle pas bien grande, car lorsqu'il revint à Bagnols le 14 juillet 1858, le premier bruit était encore bien supérieur au deuxième et le bruit de souffle qui les séparait très-manifeste. Le rétrécissement de l'orifice aortique et l'augmentation de volume du ventricule gauche persistaient donc, quoiqu'à un moindre degré que l'année précédente.

M. Laval suivit un traitement un peu plus actif qu'en 1857, et en ressentit cette fois rapidement les bons effets ; dès le dixième jour il éprouvait déjà beaucoup d'amélioration, après le seizième jour les deux battements du cœur devenus distincts s'étaient régularisés, ils étaient moins fréquents, on n'en comptait plus que 75 à 78, l'excès de volume avait en partie disparu, le ventricule était revenu sur lui-même. La santé générale était aussi bien meilleure. Le teint était rosé, l'appétit et le sommeil étaient bons , il marchait vite et longtemps et pouvait monter sans être essoufflé.

Tout porte à croire que l'amélioration aura encore beaucoup augmenté sous l'influence consécutive des eaux.

C'est le seul cas où elle s'est manifestée avec tant de lenteur.

QUINZIÈME OBSERVATION.

Rétrécissement de l'orifice aortique, dilatation considérable du ventricule gauche, insuffisance de la valvule mitrale.

M. R.... Casimir, l'un des médecins les plus distingués de l'Ardèche, 54 ans, tempérament nervoso sanguin, taille haute et bien prise, constitution robuste, arriva à Bagnols le 7 août 1857.

Il avait été atteint 7 à 8 ans auparavant de douleurs rhumatismales qui s'étaient portées sur les intestins, d'une sciatique gauche complète très-douloureuse, et de quelques accès de rhumatisme goutteux qui s'étaient dissipés sous l'influence de l'hydrothérapie. Depuis plusieurs années il éprouvait aussi des palpitations et des troubles dans la circulation du cœur, qui loin de guérir sous l'influence du même remède, n'avaient fait que s'accroître successivement, au point qu'il avait été obligé d'abandonner l'exercice actif de la médecine et de se restreindre à la consultation dans son cabinet.

M. R.... ayant eu connaissance de quelques-unes des cures d'endocardite rhumatismale qui avaient été opérées par les eaux de Bagnols, vint me consulter sur son état qui lui inspirait des inquiétudes d'autant plus vives qu'il en connaissait la gravité et les conséquences.

Sa maladie avait débuté depuis 3 ou 4 ans par une douleur assez vive dans la région précordiale, douleur qui avait été promptement suivie de palpitations, d'essoufflement et de dyspnée surtout lorsqu'il montait un escalier, ce qui l'obligeait à s'arrêter pour reprendre haleine. Depuis trois ans il était sujet à des saignements de nez au printemps. En étudiant les battements du cœur, je trouvai qu'ils étaient séparés par un bruit de souffle très-fort et très-prolongé, que le premier était fort, bien marqué, tandis que le second était masqué par le bruit de souffle, ce qui donnait à peu près le résultat suivant : *tic-frree—*, *tic-frree.* La percussion indiquait que le volume du cœur était une fois et 1/3, celui qu'il est dans l'état normal. Le docteur R.. était donc atteint d'un rétrécissement très-prononcé de l'orifice aortique et d'une dilatation assez considérable du ventricule gauche sans amincissement bien notable de ses parois et sans perte de leur élasticité, ce qui rendait le pronostic assez favorable. Je dois dire par avance que le docteur R. portait aussi une insuffisance de la valvule mitrale qui ne put être reconnue que plus tard, enfin, il avait encore des intermittences dans le pouls, les jambes n'étaient point enflées dans la journée, elles l'étaient seulement un peu le soir.

M. R. prit pendant deux jours 2 à 3 verres d'eau thermale n° 41, dont il augmenta plus tard la dose, et un bain de jambes. Le troisième jour il commença le traitement progressif sous ma surveillance spéciale, il le supporta parfaitement, et traversa la période de la fièvre thermale sans encombre ; à dater du cinquième jour, une abondante transpiration eût lieu chaque matin. Enfin, après 17 jours de l'usage des eaux, il partit dans un état d'amélioration notable sous le rapport de la santé générale et de la force. On voyait bien que la maladie était arrivée à une période décroissante. Toutefois, le bruit de souffle avait peu diminué, le second battement du cœur quoique plus sensible était encore en partie voilé, et son volume était un peu moins fort qu'à son arrivée, ce qui indiquait que le rétrécissement de l'orifice aortique persistait, et que l'action immédiate des eaux n'avait pas été très-puissante. Malgré ce peu de succès apparent, l'amélioration commencée ne s'arrêta point ; après le départ, elle augmenta peu à peu, trois mois après elle était tellement forte que M. R... put recommencer à exercer sa profession à la ville et à la campagne comme avant sa maladie.

Le 16 juillet 1858, il revint à Bagnols pour terminer sa guérison. Alors les battements du cœur étaient bien régularisés, et très-distincts, le bruit de frottement qui les séparait était considérablement diminué, surtout après le repos ; du reste celui qui existait n'occupait pas le même siége, il avait lieu plus bas, et et à gauche et ne se prolongeait pas dans l'aorte, il me parut tenir à l'insuffisance de la valvule mitrale et au reflux d'un peu de sang du ventricule dans l'oreillette gauche. — Le volume du cœur était presque réduit à l'état normal et les intermittences du pouls avaient disparu ; en un mot l'orifice aortique avait en grande partie repris son calibre et son élascité, toutefois il restait encore quelque chose.

M. R. reprit les eaux pendant 20 jours comme l'année précédente, il transpira beaucoup, eût une forte sortie de boutons au visage et sur diverses parties du corps, et partit le 3 août bien portant et très-satisfait.

A la date du 4 septembre suivant il m'écrivait :

» Je ne veux point vous laissez partir de Bagnols, mon bien
» cher confrère, sans vous dire tout le bien que j'ai obtenu de
» vos eaux cette année, et vous remercier encore une fois de
» vos bons soins et de toutes vos bontés pour moi et pour mon
» fils.

» Voilà déjà un mois que je vous ai quitté et dès le lendemain
» de mon arrivée, j'ai repris ma vie de labeur, mes visites en
» ville et mes courses à la campagne la nuit et le jour, et je
» n'en ai nullement été fatigué.

» Le 26 août, j'ai fait une partie de chasse de 5 heures du
» matin à midi, et le lendemain je me serais senti la force et le
» courage de recommencer. »

Malgré de violents chagrins éprouvés par le docteur R..., par suite de la perte de son fils unique qu'il chérissait, de nouvelles lettres de sa part sont venues me confirmer la continuation de sa guérison complète.

Cette observation n'a pas besoin de commentaires, elle parle assez d'elle-même, elle a trait à un médecin très-capable ; de même qu'il connaissait la gravité de sa maladie dont il étudiait chaque jour les progrès et qu'il redoutait une issue funeste avant le traitement, de même, après deux saisons à Bagnols, il reconnut au rétablissement de plus en plus complet de ses forces et de sa santé, que sa guérison était solide et devait être attribuée tout entière à l'usage de ces eaux, car elles seules avaient produit le résultat désiré, tandis que tous les autres remèdes essayés antérieurement avaient échoué.

SEIZIÈME OBSERVATION.

Rétrécissement assez considérable de l'orifice aortique, induration des valvules sygmoïdes.

M. Félix M., 24 ans, propriétaire à Lyon, tempérament lymphatico-sanguin, constitution robuste, me fut adressé à Bagnols par MM. Richard de Nancy, directeur de l'école de Médecine de Lyon et le professeur Petrequin, ce jeune homme avait été atteint six ans auparavant d'un rhumatisme articulaire aigu qui avait affecté diverses articulations et principalement l'articulation tibio-tarsienne gauche et les deux genoux, il y eut fièvre,

douleurs vives et gonflement assez considérable qui l'obli-
gèrent à garder le lit pendant trois mois, sans pouvoir se lever
un instant.

. Peu de temps après sa guérison, M. M.... fut atteint de palpitations , qui augmentèrent insensiblement ; la marche devint
pénible en montant, il survint de l'essoufflement et de la dyspnée; et les choses en arrivèrent au point qu'il fut obligé d'aban-
bandonner l'escrime, l'équitation, la danse et tous les arts d'a-
grément auxquels peut se livrer un jeune homme très-riche et
en position de satisfaire ses goûts. Tout travail assidu ayant fini
par devenir impossible , il dût même renoncer à ses études de
collége. Les traitements les plus variés furent mis en usage
non-seulement par les deux habiles et célèbres médecins de
Lyon, que j'ai nommés plus haut, mais encore par des médecins
de Paris et autres lieux. Enfin, depuis six ans, la digitale , les
calmants de toute nature, les saignées, les ferrugineux, la diète,
les eaux minérales d'Aix en Savoie et plusieurs autres avaient
été employés sans succès. M. M.... était même à Evian lors
de ma visite à mes deux honorables collègues de Lyon. Lorsqu'ils eurent pris connaissance de mon premier mémoire et
des guérisons qui y étaient relatées , ils s'empressèrent de rappeler M. M.... pour l'envoyer à Bagnols, où il arriva le 8
août.

. Après avoir pris connaissance des faits qui précèdent je pro-
cédai à l'examen des battements du cœur. Ils étaient visibles à
l'œil nu à travers les vêtements et soulevaient à chaque fois la
poitrine qui était un peu voûtée. L'oreille appliquée sur la région précordiale distinguait un premier battement très-fort et
très-marqué, suivi d'un bruit de souffle très-prononcé, qui mas-
quait presqu'entièrement le second battement. Et on avait à peu
près la mesure suivante : tic-free-te ; — tic-free-te. M. M....
était donc atteint d'un rétrécissement assez considérable de l'orifice aortique accompagné d'induration des valvules sygmoïdes
sans insuffisance bien notable de ces valvules ; il se joignait à
cela une dilatation du ventricule gauche qui augmentait le volume normal du cœur d'un tiers environ, puis de l'essoufflement,
de la dyspnée , et des palpitations surtout en montant , il n'y
avait pas d'intermittences bien manifestes dans le pouls, et les
jambes présentaient seulement le soir une légère œdématie.

La force du premier battement du cœur indiquait que les
parois du ventricule gauche avaient conservé en grande partie
leur épaiseur, leur force et leur élasticité , par conséquent
le pronostic était assez favorable, et l'on pouvait sans crainte

soumettre M. M...., à un traitement assez actif. En conséquence, après un repos de 24 heures, il commença le traitement progressif qu'il supporta très-bien., dès le 4me bain, il
s'établit une transpiration abondante qui continua jusqu'à la
fin; dès le 10me jour, il commença à ressentir les bons effets
des eaux, vers le douzième il put faire des courses assez longues sans être autant incommodé par ses palpitations.
Enfin, au départ qui eut lieu le 26 août après 17 jours de
traitement, les battements du cœur étaient déjà bien régularisés, le premier était moins fort, le bruit de souffle était moins
marqué et le second battement était facile à percevoir, de sorte
qu'on obtenait à peu près le rythme suivant : *tic-fre-tac*, —
tic-fre-tac, le ventricule gauche était en partie revenu sur
lui-même et le volume du cœur fort diminué. Ce qui indiquait
que l'orifice aortique s'était agrandi et que les valvules sygmoïdes avaient repris une grande partie de leur souplesse. Enfin
les palpitations, l'essoufflement et la dyspnée ne se faisaient
sentir que pendant la course. L'amélioration obtenue sur place
augmenta tellement après son retour à Lyon, qu'au mois de
novembre suivant, M. M.... put reprendre ses études, et un
peu plus tard et successivement la danse, l'escrime et l'équitation, comme me l'apprirent l'année suivante à mon passage à
Lyon MM. Richard et Petrequin. M. M.... était alors à Paris,
il n'a point eu besoin de revenir à Bagnols pour y compléter
sa guérison qui s'est trouvée consolidée dès la première année.

Ainsi voilà une maladie datant de 6 ans, augmentant toujours, nécessitant de la part d'un jeune homme de 21 ans,
fort et bien constitué, 'abandon successif des exercices du
corps et de l'étude des arts et des sciences, résistant à l'emploie
le plus rationnel de tous les remèdes, et défiant le savoir des
plus habiles médecins, qui guérit en 18 jours sous l'influence
des eaux de Bagnols.

Les 16 observations que j'ai rapportées ont été
choisies parmi un nombre plus considérable parce
qu'elles sont très-complètes et d'autant plus intéres-
santes que la cause déterminante de la maladie, et
les symptômes qui caractérisent les lésions anatomiques, y sont parfaitement mises en évidence.

J'ai dû passer sous silence toutes celles dont les
caractères mal dessinés auraient pu laisser du doute
et de l'incertitude dans l'esprit, relativement à l'es-

pèce de maladie guérie, et bien qu'en 1858 Bagnols ait vu plus de malades de toutes les classes que les années précédentes, atteints d'anévrysme rhumatismal du cœur, venir de Lyon, de Saint-Etienne, de Grenoble, d'Avignon, de Nîmes, de Paris et de Londres, chercher leur guérison à ces sources bienfaisantes, j'ai dû m'abstenir de rapporter leur histoire, parce que, malgré l'amélioration obtenue et la presque certitude emportée par la plupart d'entre eux de recouvrer la santé, n'ayant pas encore revu ces malades au moment de l'impression de ce mémoire, je craindrais, non-seulement d'être taxé d'exagération et de précipitation, mais encore de fatiguer le lecteur par des narrations qui se ressemblent par une multitude de points et d'allonger inutilement ce travail.

L'anévrysme rhumatismal du cœur est très-commun parmi les militaires et les ouvriers qui travaillent dans des usines fraîches et humides. Après avoir traîné longtemps dans les hôpitaux et avoir usé inutilement de tous les remèdes, ils sont mis à la réforme ou renvoyés des fabriques parce qu'ils sont incapables de tout exercice fatiguant, et tombent ainsi à la charge de la société. Aujourd'hui, grâce à Dieu, il n'en sera plus ainsi : quelque soit l'âge et l'ancienneté de la maladie, elle pourra guérir radicalement, et l'on ne verra plus de braves soutiens de l'Etat obligés d'interrompre leur glorieuse carrière à un âge où ils pourraient encore rendre, pendant de longues années, de bons et loyaux services à la patrie.

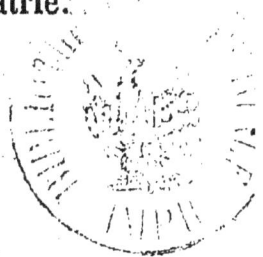

www.ingramcontent.com/pod-product-compliance
Lightning Source LLC
Chambersburg PA
CBHW050617210326
41521CB00008B/1284